医療の選択

桐野高明
Takaaki Kirino

Notus
Boreas
Zephyrus

岩波新書
1492

はじめに

日本では、これから世界でも類を見ない速度で高齢化が進み、同時に少子化のために人口減少社会となる。どのような方法で、新しい社会の到来に立ち向かうのか、そのお手本はない。われわれ自身が、その道筋を選択していくことになる。「医療の選択」というこの本の題名は、このようなことを念頭に置いて付けられた。

住みよい社会であるための不可欠の条件の一つは、よい医療が受けられるということだろう。しかし、よい医療を続けていくには、それを支える仕組みが必要だ。いま、その方向をめぐって、すべての先進諸国には深刻な悩みがある。

それぞれの国の医療制度は、その国の国民性、文化や社会の歴史的な背景をもとにつくられてきたものだ。どれが正しく、どれが誤っていると決めつけることはできない。国の医療制度はそれぞれの国民の選択によって運営されるべきものである。

医療の未来は国民の選択にかかっている。本書では、医療のあり方を選択することになったとすれば、どのようなことが論点になるかについて、できるだけ具体的な例を挙げながら述べることに努めた。少子高齢化を迎える日本の未来社会が少しでも良いものとなっていくためには、医療がよく機能していることが必須だ。そのためには、どのような選択があるのだろうか。このことを考えるために、本書が役に立つことを心から願っている。

目　次

第1章　二つの選択肢

アメリカで起きていること

治療費請求七〇〇〇万円

誰しも「病気になる」ということはできれば避けたい。しかし、避けたくても避けられないのが人間の運命である。軽い病気ならばひと安心だが、重い病気となると、一気にさまざまなことが心配になる。病気が自分や家族、自分を必要としている周囲の人に大きな影響を及ぼすからだ。もしこれに加えて、治療に莫大な費用が必要になり、それを一家の家計がすべて負担しなければならなくなったら、「病気になる」ことの心配はますます大きくなり、恐怖になってくる。それを突きつめていくと、病気にはかかれないということになる。できるだけ病気の苦痛も少なく、元気に生き、そして突然生を終えるのがよい。忽然として病なくして終わるのであれば、当然、病気のために必要な医療費もごく少なくてすむ。

しかし、残念ながら、それぞれに与えられている運命は誰にも予測することができない。病気は生来健康であってもそうでなくても、また富んでいても貧しくても、逃れることはできない。病気が重ければ大変な治療費がかかる。だから、病気になってどれくらいの費用がかかるかを心配することになる。

わが国では医療保険制度が行きわたっているので、医療費の支払いで一家が破産するという最悪の事態は考えにくい。しかし、外国ではあらかじめ備えがなければ、その心配は現実のものとなる可能性もあるのだ。

私の知人のお嬢さんが仕事で米国に滞在していて交通事故にあった。手術が必要となり、しばらくの間ＩＣＵ(集中治療室)で治療を受けた。徐々に回復し、大きな後遺症が出ることもなく、彼女は日本の両親のもとに無事帰ってくることができた。ところが、その後で米国からとんでもないものが追いかけてきたのである。総額約七〇万ドル。日本円で七〇〇〇万円以上に上る治療費の請求書だ。いくらわが子のためとはいえ、この額をポンと支払える家庭はそう多くはないだろう。

米国では病院に入院して治療を受けた場合、もし保険会社が医療費を支払ってくれなければ、自宅を含めて持っている財産すべてを手放し、一家離散の憂き目を見なければならないことがある。それは本当のことだったのだと思った。私の知人の場合は、幸運なことに結局、保険会社がほぼ全額を支払ってくれることになったらしい。

「シッコ」の描く現実

二〇〇七年に、マイケル・ムーア監督の「シッコ」という変わった名前の映画が封切られた。ムーア監督は、米国の高校(コロラド州コロンバイン高校)で起きた銃の乱射事件を描いたドキュメンタリー映画「ボウリング・フォー・コロンバイン」などの作品で社会派としてよく知られている。「シッコ」は、米国医療制度の驚くべき実態をやや揶揄誇張した映像で描写した作品だ。米国では、ドキュメンタリー映画史上第二位の動員を得るほどの反響で、同時期に公開された「ダイ・ハード4・0」を上回ったらしい。この映画の公開を契機に、米国の高額な医療費、そしてそれを難なく支払えるごく一部の富裕層とそうでない人たちとの間の、大きく拡大した医療格差の問題が広く世界に知られることになった。

映し出される映像は強烈だ。電気ノコギリで指を二本切断してしまった男性が、医療費の価格を聞いて考え込む。二本とも接合手術をしてもらうほど、財布に余裕がないからだ。手術の費用は中指が六万ドルで、薬指が一万二〇〇〇ドル。そして、とうとう薬指一本だけの手術であきらめたと語る姿。

医療破産のために家財道具を車に積み込んで、娘夫婦の家の物置に引っ越す両親。この夫婦は夫が心臓発作で三度倒れ、それに加えて妻ががんになったために、自宅を手放すことになった。もともとごく普通の生活を送り、医療保険にも入ってはいたが、保険からは出ない自己負担の医療費が積もり積もったためだ。涙ながらに、「これが我々のアメリカなのか」と訴えていた妻の姿が印象的だった。

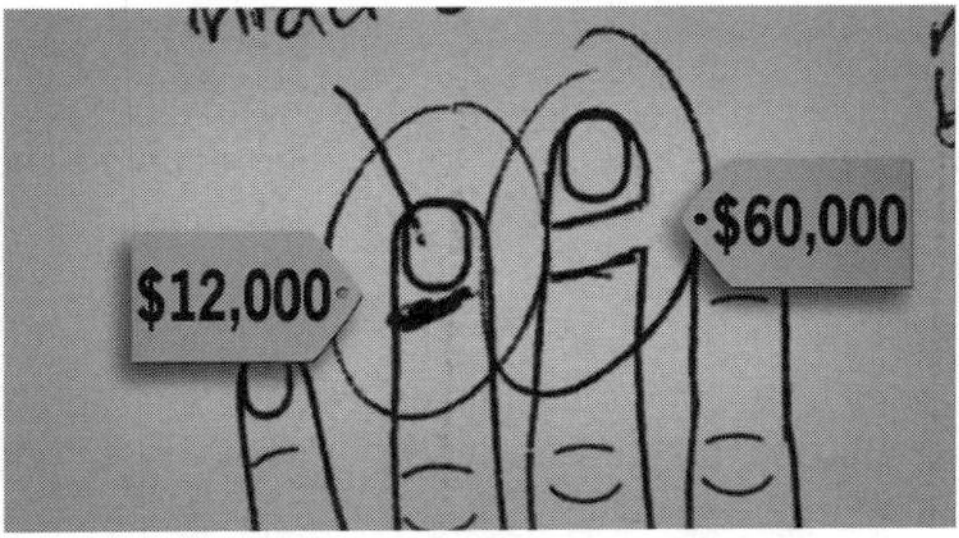

映画「シッコ」のシーンから． ©2007 Dog Eat Dog Films Inc., The Weinstein Company

定年を迎えて楽に暮らせると思っていたら、メディケア(高齢者の医療保険)ではカバーされない薬の代金のために、トイレ掃除の仕事をすることになった七九歳の男性。交通事故で意識を失っても、事前に許可を得なければ救急車は呼べないと保険会社に言われて支払いを拒否され、途方に暮れる女性。事故で意識がないのに、どうやって許可が取れるのかと、後で悔やんでももう遅い。

何かと理由をつけては支払いを否認し、時には一方的に契約を破棄する保険会社。やせすぎでも、太りすぎでも保険の加入を拒否される。試みにムーア監督が、インターネット上で「医療保険の会社とのトラブルの経験がありますか」という質問への意見を募集したら、たちまちのうちに二万六〇〇〇人からの報告が寄せられた。保険会社の元社員からも、会社の利益のために、患者の希望をなるべく断る仕事をしていたことが報告される。また、脳腫瘍があるのに脳のＭＲＩ検査を認めないなど、保険の支払いを却下する率が高いほど保険会社の社員としては評価が高くなる実態について、社員が告白する姿も映し出されていた。

かなりの誇張があるとはいえ、これでは困り果てる人たちが大勢生まれるに違いない。問題は、これが米国で国民の六人に一人といわれる無保険者だけに起きているわけではないことだ。米国では保険に加入していても、その保険からの医療費の支払いが不十分なことが多い。ムーア監督は、「これは医療保険に加入している二億五〇〇〇万人の米国人の問題なんだ」と言っている。つまり、米国で医療を受ける際には、よほどの大金持ちであるか、レベルの高い医療保険の加入者でなければ、誰にでも起こりうる問題だということだ。

米国の医療の驚くべき実態については、堤未果の『ルポ　貧困大国アメリカ』でくわしく描写されている。「一度の病気で貧困層に転落する人々」のありさまは、日本でもかなり知られるようになってきた。同書によれば、キューバから亡命してきた一家の一歳の子は、医療保険がないために医者にかかれず死んでしまったという。そのとき、母親はそれまで決して口にしなかったことを言った。「もしもこれがキューバだったら、あの子は助かったわね。」キューバは革命後に全国民が医療と教育を無料で受けられる制度をつくりあげている。世界で最も豊かなはずの米国で、キューバよりも劣悪な医療しか受けることができないのはいったいどうしてなのだろうか。

同様のルポルタージュに、ジョナサン・コーンの『ルポ アメリカの医療破綻』がある。こちらのルポにも、心筋梗塞の急患を断る救急病院、ごく普通の市民に起きる「医療破産」、利益だけを追い求める悪徳医療保険会社などなど、「シッコ」で紹介されたものと似た事例が取り上げられている。「シッコ」で映像化されたことは、ごくごく例外的で極端な事例であるとは言えないようだ。

苦い薬

二〇一〇年、ニューズウィーク誌(八月一六日号)には、日本の医療が、質、アクセス(医療のかかりやすさ――ここでは保険がカバーする範囲)、コストのすべての面で世界のトップに近い評価を受けているのに対比して、米国の医療はその対極にあり、過大な出費のわりには一部の国民しかカバーできていないと報じた。二〇一三年のタイム誌(三月四日号)には、「苦い薬」と題する大きな特集記事が掲載された。そこでは、堅実に暮らしてきた中流家庭の米国人でも、しばしば治療をあきらめなければならないほど医療費が高くなっている実例が紹介されている。米国のごく普通の人々にとって、米国の医療制度はかなりの苦痛を伴うものになっていることは、ほぼ間違いない。

一方で米国には古くから寄付の文化があり、富裕層の中には病院に多額の寄付をする人も少なくない。がんの治療で世界的に知られるスローン・ケタリング記念がんセンターやMDアンダーソンがんセンターなどは、寄付でできたがんセンターとして有名だ。米国の病院の中には、富裕層からの寄付によって貧困層の医療費を補塡するよう配慮する病院もあり、大きな助けとなってきた。

しっかりした会社に職があり、良質の医療保険に加入している米国人にとっては、米国の医療は質が高く親切で気持ちのよいものと受け取られているに違いない。実際、富裕層やあるレベル以上の医療保険に加わっている人たちにとって、米国の医療はすばらしく、世界一だと誇るだけの理由はある。

米国には皆保険制度がないとはいっても、高齢者に対するメディケア、貧困層に対するメディケイドのように、低い公定料金で医療が提供されている。また、医療保険の状況も州によって違いがある。メリーランド州は診療報酬の決定を市場だけに任せず、公的機関が報酬額を決定する制度を維持しつづけた。その結果、同州では、全米でもめずらしく医療費抑制に成功しつづけてきている。しかし、米国全体でいえば、他の先進諸国の倍近い医療費を使いながら、医療の格差は大きく拡大し、医療を受けたくても受けられない人々を大勢生み出しているのだ。

医療はサービス

一九八四年に公開された映画「瀬戸内少年野球団」は、敗戦の重苦しさから野球をとおして明るさを取り戻していく淡路島の少年たちを描いている。映画は敗戦の詔勅がラジオから流れる重苦しいムードの中で始まる。しかし、そこで突如、明るさといえばこの上ないグレン・ミラー楽団の演奏する〝イン・ザ・ムード〟で、映画の雰囲気が一変する。この場面を観たときに私は、この明るさと快活さが戦後の米国がもっていた特質だったことを強く感じた。そして、この明るさの基盤に、平等で公平な社会というものの存在があったのではないかと思った。

米国に対しては、戦後の占領下でのさまざまな軋轢があったものの、一方で公平でフェアな国、努力すれば必ず報いられる社会を実現している国という強い印象があった。しかし、今の米国は、戦後の明るくてのびやかな米国のままなのだろうか。すさまじい活力をもった国ではあるものの、二〇〇〇年を過ぎたころに、もはや別の国になってしまったのではないか、という気さえする。

一九八〇年頃、私は米国のワシントン郊外に留学していたことがある。その近くにニードウッド湖という小さな湖があって、釣りやボートを楽しむことができた。ワシントン郊外は真冬には気温がマイナス二〇度よりも低くなることが多く、湖面は凍結し、スケートもできる。ただ、よほどしっかりした結氷でなければ、湖でスケートをするのはとても危険だ。もし日本ならば「冬季立ち入り禁止」とか「危険につきスケート禁止」などの警告が出ているはずである。しかし、ニードウッド湖では、「スケートは自己責任(Skating at your own risk)」という、あまり目立たない看板が湖畔に立っているだけだった。米国の個人の責任の負い方、逆にいえば、責任をもつならばかなりのことが許される考え方に、強い印象を受けたことを記憶している。

米国では、医療は患者が必要に応じて自分の判断と責任で購入するサービスの一種とみなされている。日本のように政府が医療費を決めるという制度はない。病院は治療費や薬の価格を自由に決めることができる。また、日本のように国民全員が何らかの医療保険に加入するという制度もない。その結果、米国では医療費がどんどん高くなって、病気になっても医療費を支払えなくなり破産する人が増えつづけている。今では国民の六人に一人は医療保険の保険料を負担できない無保険者となっている。また保険に加入し、保険会社にきちんと保険料を支払っていても安心できないのは、さきに述べたとおりだ。

米国の保険会社は医療費支払いの上限を定めている。日本の高額療養費制度のように、ある限度を越える医療費については健康保険が負担するのとはまったく逆である。ある限度を越えた高額の医療費については、保険会社は面倒を見ない。したがって、個人がどれだけ負担することになるのかは見当もつかない。それまで地道に暮らしていた中堅サラリーマンが、何かの具合で失業して医療保険を失い、そこでがんにかかったような場合には、本当に破産の恐怖が待ち受けている。実際、米国において個人破産の理由で最も多いのは、医療費の支払いだ。

このような問題を少しでも改善するために、オバマ大統領は国民すべてが医療保険に加入することを義務付け、保険がないために医療を受けられない問題を解決しようとした。この結果、二〇一〇年に「オバマケア」と呼ばれる医療保険制度改革法がやっとのことで成立した。しかし、米国の保守派はそれに対して、国民が自由に保険制度を選択する自由(その自由には保険に入らないという自由もある)を制限するものとして反対し、訴訟を起こした。結局、この訴訟は最高裁まで行って、僅差でオバマケアは合憲という判決が下されることになる。

それにしても、日本の制度と米国の制度との隔たりには驚かされる。オバマケアが皆保険を目指すものと聞いて、米国には皆保険制度がないのかとびっくりする。またある限度を越える支払いについては、誰も助けてくれないという制度にますます驚く人も多いだろう。

イギリスの失敗

NHSの発足

一九七九年から九〇年にかけてイギリスの首相を務めたマーガレット・サッチャーを描いた映画「マーガレット・サッチャー　鉄の女の涙」(二〇一一年)では、主演のメリル・ストリープが絶妙の演技で、サッチャーの内面に迫っていた。銅像の除幕式では、「鉄の像の方が、私には良かったかもしれません。でも、ブロンズもいいですね、サビませんから」と言ったそうだが、本当にそう言ったのだろうか。言ったとしたら大したユーモア感覚である。銅像は下院議場に隣接する議員ロビーにあって、ここにはロイド・ジョージ、クレメント・アトリー、ウィンストン・チャーチルといった超大物政治家三名の銅像があり、そこにマーガレット・サッチャーの銅像が新たに加えられることになったわけだ。

映画では、主役だからどちらかといえばサッチャー首相に好意的だった。しかし、評価は単純にはいかない。国有企業をためらわずに民営化していき、労働組合をたたきつぶし、フォークランド紛争ではアルゼンチン軍を断固として屈服させた。サッチャーが就任するまでは、イギリスは「英国病」にあえいでいた。一九七〇年代までのイギリスでは、充実した社会保障制度や基幹産業の国有化などの政策で、国の社会保障負担が増加する一方、国民の勤労意欲は低下し、既得権益に阻まれて改革は困難だった。サッチャーは労使紛争が頻発し経済の不振がつづくイギリスの「英国病」を、鉄の意志で克服し、経済を立て直したとする評価がある。その反面彼女の政策はイギリス社会の分裂を招いたともいわれる。評価は分かれるものの、彼女のおこなった改革のなかで、医療制度改革については明らかな失敗であった。

イギリスは第二次世界大戦後の一九四八年、ＮＨＳ(National Health Service　国民保健サービス)を発足させた。すでにチャーチルを首班とする戦争中の挙国一致内閣が、戦後の国内政策の検討を開始していて、その委員長のウィリアム・ヘンリー・ベバリッジが一九四二年に発表した報告(ベバリッジ報告と通称される)に沿って、イギリスの戦後の社会保障政策が設計された。

報告は、イギリスが克服するべき五つの巨大な悪、すなわち貧困、疾病、無知、不潔、無為を挙げ、貧困には所得保障、疾病には保健医療制度、無知には教育制度、不潔には住宅政策、そして無為に対しては雇用政策で立ち向かうことが重要だと提案した。そして、保健医療制度

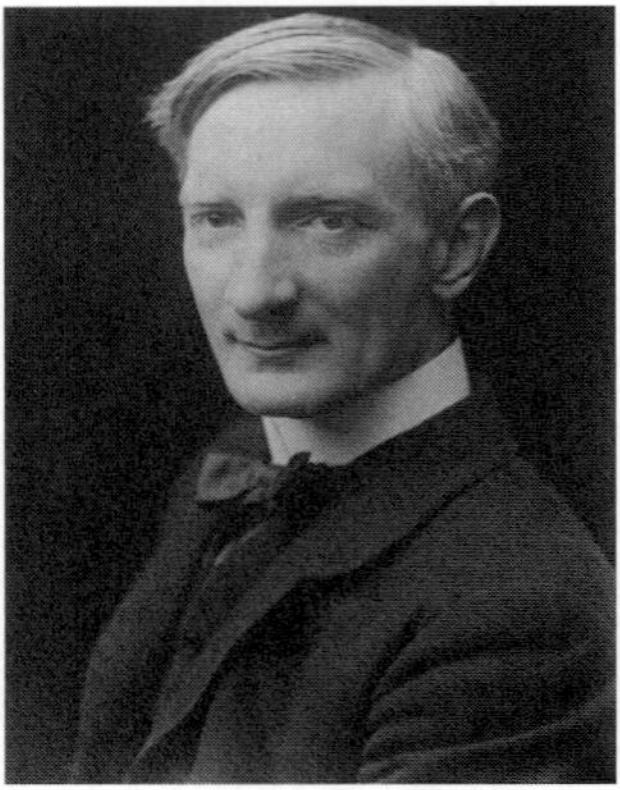

ウィリアム・ヘンリー・ベバリッジ(1879–1963). Everett Collection／アフロ

については「社会全体で支えあい、すべての国民の健康を実現する」という考えに基づいて、「すべての国民が無料で一定のレベルの医療を受ける仕組みを作る」というビジョンを掲げたのは、アトリー内閣で保健大臣を務めたナイ・ベバンだった。

しかし、このビジョンは大きな反発を受けることになった。英国医師会は会員投票で賛否を問うた。その結果は八五％の医師がＮＨＳに反対だった。しかし、ベバンは粘り強くＮＨＳの利点を説き、医師が自由診療の患者も診療することを認めるなどの妥協もしながら、一九四八年に発足へ漕ぎつけた。ベバンは今でもＮＨＳ最大の貢献者として国民の尊敬を集めている。

ガーディアン紙の実施したアンケートで「ＮＨＳは英国人・英国社会そのものであると思うか」という問いに対し、回答者の六九％が「そう思う」と答えている点は、いかにこのシステムが英国人の誇りであり、愛着をもたれているかを如実に示している。映画「シッコ」でも、イギリスの関係者に「このＮＨＳを廃止してしまったらどうなるか」と聞いたところ、言下に

「革命になる」と断言し、その可能性を全否定していたのは印象的だった。

ベバリッジ報告は第二次世界大戦後の各国の社会保障政策のお手本となり、日本においても福祉国家をめざして改革を進める際に大いに参考とされた。ちなみに、戦後皆保険制度を導入したカナダでも、制度の創設に貢献した人物は国民の尊敬の対象となっている。二〇〇四年におこなわれたカナダ放送協会（CBC）の世論調査で「最も偉大なカナダ人」にトミー・ダグラスが選ばれた。ダグラスは、一九四〇年代から六〇年代にかけて、サスカチュワン州知事として公的医療制度を導入した人物であり、カナダ医療保険制度の父として果たした役割を評価されたのだ。

皆保険制度の導入に際して、医師の団体が強く反対をするのは、どの国でも同じらしい。日本でも一九六一年に国民皆保険が導入されるときには、日本医師会をはじめ主だった医師団体はそれに反対で、東京で反対の大集会が開かれたぐらいである。しかし、当初反対もあった皆保険制度ではあるが、広く国民の間に浸透し、必須の制度として評価されるようになっている。そして、日本の国民皆保険五〇周年を迎えた二〇一一年に、有名なイギリスの医学雑誌ランセットはそれを記念して特集号まで発刊したというのに、わが国では、新聞社も五〇周年をほとんど取り上げなかったのは不思議だ。

サッチャーの改革

イギリスはベバリッジ報告に基づいて、無料で医療が受けられるＮＨＳを他の福祉政策とともに充実させ、文字どおり「ゆりかごから墓場まで」の福祉国家の理想を実現していった。戦後の世界が戦争からの復興とその後の経済成長によって、その理想は財政的に支えられてきた。しかし、一九七〇年代に入って経済が停滞するようになると、福祉国家の理想はうまく回らなくなってきた。サッチャーは「イギリスには社会主義者が設計した古い制度や国有化企業が多くあり、それがイギリスの活力を削いだ。それらの民営化を軸とする改革をすれば効率は高まり、活力が甦る」と主張した。そして新自由主義的な改革に次々に着手し、鉄道、電気、ガス、電話、航空などの事業を次々に民営化する。医療においても同様にＮＨＳの改革に手をつけようと試みた。しかし、さすがに国民が長年慣れ親しんできたＮＨＳを民営化することはできなかった。

サッチャー首相は民営化を軸とする改革を医療にも応用することを考え、一九九〇年に成立した「ＮＨＳ・コミュニティケア法」によるＮＨＳ改革を始める。サッチャー政権は最初、社会保険制度の導入や、民間医療保険の拡大などの選択肢も検討をしたが、この方向で改革を強行すれば選挙に負けると危惧して断念した。ＮＨＳを国民が強く支持していたからだ。そこで、ＮＨＳ改革はイギリス有数のスーパーマーケット・チェーンの会長をしていたグリフィス卿を議長として作成された「ＮＨＳのマネジメントに関する調査報告書」をもとに進められることになる。

その基本は、民間企業のマネジメント手法と競争原理の積極的導入であった。また「内部市場」と呼ばれる競争方式を導入し、ＮＨＳ病院を相互に競争させて効率化(経費の削減)をはかることもおこなわれた。それまでＮＨＳの病院は国立病院であり、医療従事者は公務員だった。病院は予算で運営され、がんばってもノンビリとやっても評価は同じとなれば、職員は怠惰な方に傾く。そのためにＮＨＳは運営の非効率を生んでいた。これを克服するために、病院をＮＨＳトラストという独立行政法人の下に移管し、独立採算制とした。病院に与える予算を減らし、病院同士の市場的な競争を促した。

また、患者を紹介する一般医(ＧＰと呼ばれる。後述)からの紹介先は、それまでは一つの病院との間に限定されていたが、ＮＨＳトラストのどの病院を選ぶこともできるようにした。その結果、病院としてはよい医療を提供しなければ患者が減少し、予算も奪われてしまうことになる。病院の医療費もこれまでの公定価格を廃止して、病院が設定できるようにした。患者を紹介する一般医にとっては、病院が請求する価格と公定価格との差額を収入として懐に入れられるという仕組みになった。そうすると、少しでも安く治療をする病院に紹介患者が集まることになる。こうして、医療費を抑制したまま、病院生き残りの競争をすることになった。

このような手法を医療の特性を考慮することなく、経費の削減目標を伴いながら無批判に導入すれば、医療は大変危ういことになる。実際、イギリスの医療は「第三世界並み」と表現されるくらいに悪化した。民間的経営手法と市場的な競争の導入ということは、市場に委ねればより安価でかつより良質の医療を提供できるようになると期待してのことだろう。結果はどうなったのか。経済的効率性が医療の質の向上に必ずしも結びつかない医療の特殊性を考慮に入れずに、民間的経営をしつつ競争を促進すれば、下手をすれば医療が崩壊することを示す典型的な例となったのだ。

改革のもたらしたもの

サッチャー改革の結果として、病院での治療をすぐに受けることのできない「待機患者問題」が深刻になった。一般医を受診しようとしても数日後に回される。「熱が出た」と言って電話で診察予約をしても、実際に診察を受けられるころには熱はおさまって風邪も治っている。

手術の待機時間も異様に長い。がんの患者が手術を待たされて、いよいよ手術ができることになったときには手遅れになる。このような事態が頻発した。日本からの留学生の次のような体験談がある。歯が痛くなって歯科医で抜歯を勧められ、待っていたが一年経っても連絡がない。そのうちに日本に一時的に帰る機会があって、そのときに歯を抜いてもらった。そうしたところ、イギリスに帰ってしばらくして抜歯の順番が来たという連絡をもらったそうだ。

人手不足も深刻になった。養成数の不足もさることながら、医師や看護師の海外への流出が続出したのだ。当時イギリスの医療現場は、ヨーロッパの基準からいえば労働時間が長く、処遇も不満足な状態であった。さらに、「待機患者問題」でイライラした患者から暴力を受ける事件も多発した。医療従事者の士気の低下も大きな問題で、イギリスの医療の現場は荒れ果てた。

ＮＨＳがこのようにダメになったのは、巨大化して官僚化し運営が非効率さを生んだためだという解釈は適切ではない。その側面はあるにしても、医療費を長期間、しかも先進諸国で最低のレベルに抑制しつづければ、荒廃するのが当たり前だとする評価が最も的を射ている。ＮＨＳを改革すると公約して登場したブレア政権は、その後、医療費の急速な増額や医師養成数の急増などの改革を実施した。その成果は徐々に現れてきているが、一度低下した現場の士気を取り戻すのは容易なことではなく、ひとたび崩壊の危機に瀕した社会資本の再生の難しさを示す実例となった。

イギリスの医療制度が改善されて、最適に運用されるようになったとして、その医療制度をそのままコピーして日本に持ち込んだら、どのような評価を受けるだろうか。おそらくあまり良い評価を受けられず、悪評の割合が高いのではないだろうか。イギリスと日本の大きな違いの一つは、イギリスの医療が税金で支払われる無料の医療だということだ。しかし、実際に患者となってまず体験する大きな違いは、GP(General Practitioner 一般医)制度だろう。

イギリスでは私費で医師を受診する富裕層を除いて、大部分は最初に病院に行くことはできない。まず自分を担当してくれるGPを定め登録をしておく。診察が必要なら、そのGPに予約を取ってから診察を受ける。GPはそれぞれが住民一五〇〇〜二〇〇〇人を担当している。GPがその地区での活動から身を引いたりすれば、後任が空席を埋める。だから、GPは自由にどこでも開業できるというわけではない。また、このように空席を埋める形式なので、医師の極端な偏在は発生せず、全国にほぼまんべんなく配置されることになる。

GPは自分の担当の住民の健康状態や病気の履歴(病歴)について詳しいデータベースを持っていて、一人ひとりに合わせて必要な診療をおこなう。GPの給与は患者への診療行為の回数

(出来高制)ではなく、担当する住民の数や住民の健康達成度などを総合的に評価して支払われる。不要不急の検査や不必要な投薬というようなことは心配しなくてもよい。したがって、長期的な観察が必要な慢性疾患の患者や、病院の入院の後でフォローアップが必要な患者にとってはよいシステムだ。しかし、心筋梗塞や脳卒中などの急を要する病気には対処がしにくい制度だともいえる。

日本でも、日本の環境に合致する総合診療医(かかりつけ医)制度が必要だとする意見は多い。しかし、日本の診療所のあり方が、昔のような地域住民との信頼関係に根差した診療所のあり方とは違ってきている。今後急速に超高齢化が進行する都市部での医療システムを、イギリス型にすることは現実的ではないかもしれないが、参考にするべきことは多そうだ。

国民は日本の医療に不満足？

医療に対する満足度の調査

通信社のロイターは二〇一〇年四月に、手ごろで良質な医療を受けられるかどうかを、世界各国において調査した結果を報じた。この調査では「家族が重篤な病気になった場合に、手ごろで良質な医療を受けることは容易か難しいか」という問いに対して、容易であると答えた日本人は一五%だった。世論調査会社Ｉｐｓｏｓとロイターが数カ月かけてインターネットを使い実施し、調査対象は計約二万三〇〇〇人だった。

この調査結果のみでは、それぞれの国民が医療に満足しているか否か判断できないが、日本の共同通信社はこの結果を受けて、「日本、医療の満足度一五%、二二カ国最低レベル」と報じた。さらに、自国の医療制度に満足している人の割合が高いのはスウェーデン(七五%)とカナダ(約七〇%)で、イギリスでは五五%が「満足」と回答し、韓国、ロシアなどの満足の割合は三〇%以下だったと報告した。国民皆保険制度が未導入で、オバマ大統領によるオバマケアの是非をめぐって国論が二分した米国では、回答者の五一%が手ごろな医療を受けられると回答した。

医療に対する満足度の調査結果は、調査方法、設問の表現、調査の対象者によって大きく異なる。わが国でおこなわれた医療満足度調査の結果にも大きな違いが見られる。二〇一一年公表の健康保険組合連合会による「医療に関する国民意識調査」では、医療に不満をもつという回答が六二・九%、医療機関への要望があるとの回答が九〇・〇%に達した。同じく二〇一一年全国健康保険協会が公表した「医療と健康保険制度等に関する調査報告書」では、満足が三五・三％、どちらとも言えないが三八・五％、不満が二六・三％であった。二〇一二年の日本医師会による「第四回日本の医療に関する意識調査」では、満足している国民が八八・三％であった。

このような違いは、設問の表現方法や選択肢の並べ方、調査の方法（インターネットによるもの、聞き取り調査によるものなど）の相異によって生まれる。ただ、医療に対するさまざまな不満や要望したいことがあることは否定できないようだ。総じて医療の満足度の国際比較をおこなうと、日本はかなり低いレベルとなり、先進諸国の中で最低ランクに位置づけられることはたびたび指摘されてきた。国民性の違いがあるとはいえ、国民は日本の医療に好感をもっているとはいえず、また医療に対してあまり満足していないと考えられる。

国際評価は金メダル級

ところが、医療そのものに関する国際比較では、日本の成績はつねに高いレベルにある。オリンピックでいえば金メダル、銀メダル級だ。二〇〇〇年のＷＨＯ世界保健報告において、健康の到達度と公平性、人権の尊重などの点を国際的に評価・比較した結果が公表され、わが国は加盟一九一カ国中一位となった。

日本の医療と医療制度に関する評価は、その後も持続的に高い地位を保っている。二〇〇八年に米国の医療経済・政策専門誌ヘルスアフェアーズは、先進一九カ国を対象に「回避可能な死に関する」調査をおこない、医療によって死を免れる可能性が高いのは、一位はフランス、二位は日本、米国は最下位と報じた。二〇〇九年にカナダの非営利調査機関コンファレンス・ボード・オブ・カナダは先進諸国の医療制度ランキングを発表し、日本は一六カ国中で一位、米国は最下位となった。

二〇一〇年にニューズウィークが掲載した国別ランキングの記事によると、医療部門では医療の質(質の高さを示す平均寿命、疾病からの回復率、乳児死亡率など)、アクセス(医療のかかり易さを示す医療保険の普及、受診回数、処方回数、検査回数など)、コスト(一人当たり医療費)のすべての観点で日本はトップまたはそれに準じる成績であり、総合的に日本を一位とした。

以上のように日本の医療に関する評価結果は安定して高いレベルを維持している。さきにも述べたように、二〇一一年ランセット誌は日本の皆保険制度五〇周年を期して、それを評価する特集を刊行した。外国のトップレベルの医学専門雑誌が、日本の医療保険制度だけの単独の特集を組んだということは、大いに注目してしかるべきだろう。

医療の制度面だけではなく、現場の医療の治療成績も高いレベルにある。たとえば、脳死下の心臓移植は一九九七年に臓器の移植に関する法律が施行され、一九九九年より実際の移植手術が始まった。日本臓器移植ネットワークによると、二〇一三年六月までに一六一例の心臓移植がおこなわれ、そのうち一五一例が生存している。これは国際的に比較すると、仮にさまざまな要因があったとしても、驚異的な好成績だ。国際心肺移植学会の統計では、一九九二年から二〇〇九年までの間に世界で心臓移植を受けた一万八六六一人のうち、五年生存率は七一・九％であったが、日本では五年生存率九六・二％、一〇年生存率は九二・三％であり、日本の成績は圧倒的に良好である(日本心臓移植研究会のデータ)。

外科の分野では、専門医制度と連携したデータベース事業が始まっていて、すでに年間一二〇万症例が登録される世界でも注目される手術データベースとなっている。このデータの分析から、たとえば直腸がんや胃がんの手術では、諸外国と比較しても圧倒的に日本の外科手術の成績が優れている。以前より、日本の外科手術の成績の良いことは知られていたが、それが具体的なデータに基づいて実証された。すべての医学の分野で日本の治療成績がトップレベルにあるとまで言い切るほどの根拠はないにしても、日本の医療技術が他の先進諸国と伍して、決して遅れを取らないどころか、かなり良好であり、国際的にも高い地位にあることは間違いがない。

分裂した評価

日本の医療をどう見るか。その評価はまことに分裂していると言わねばならない。外国から見ると、他の国々に比較して日本は高い健康度を達成していて、医療のレベルも高い。医療の制度や医療提供体制についての評価は非常に高いのだ。治療成績の点でも、日本が優れている点があることは前述のとおり実証されている。しかし、多くの国民は医療の現状に決して満足しておらず、むしろかなり不満足と感じている。医療に対する不満は、やはり日本の医療に大きな欠陥があるためだと主張する見解もある。医療に対してGDP当たりで同じくらいのお金を使っているデンマークなどの国に比較して、日本の満足度があまりに低いのは、日本の医療システムに問題があることを示しているという意見だ。

ただし、国民の医療への満足度を調査する際には、よほど注意深くこれを計画し、得られた結果も偏りを避けるためにある程度控えめに分析しなければ、かえって誤った解釈になりえる。いくつかの選択肢を与えられたときに(たとえば、非常に満足、満足、何とも言えない、不満、非常に不満)、日本人は極端な選択肢(この場合には、非常に満足や非常に不満)をなかなか選ばないという傾向があることも考慮に入れる必要がある。

注目するべきことは、各国民の医療への満足度は、各国の生活満足度と非常に類似していることである。生活満足度が高い国では、医療への満足度も高い。日本は伝統的に生活満足度が低い国だ。医療への満足度が低いという調査結果は、そのような国民性を表しているだけだとも言えるのである。生活満足度の違いを考慮に入れて、医療への満足度を補正すると、国際的にはほとんど類似した結果になるという研究結果もある。

医療の三要素

医療制度を比較分析するときに、よく「医療の三要素」という用語が使われる。その三要素とは次の三項目だ。

- コスト（医療にかかる経費）
- アクセス（医療のかかりやすさ）
- クオリティー（医療の質。レベルの高さや快適さ）

このどの点をとっても良い評価ができるならば、その医療制度は良いと考えることができる。しかし、実際には三要素全部を同時に高い基準で満たす制度は実現できない。どんな場合でも治療を受けられて、その技術レベルや治療成績も抜群であって、医療費も安く済むという制度の実現は不可能である。医療費が安く、いつでもどこでも医療が受けられる制度であれば、ごく低いレベルの医療を広く薄く提供する途上国の医療スタイルになってしまう。また、医療費は非常に高く、医療の質がきわめて高度の医療環境を国中に設置することはできない。どの家からでも三〇分以内に行ける世界最高レベルの医療機関を、全国に設置するようなことは不可能だ。

日本の医療制度は、必ずしも国民に十分満足されてはいないかもしれないが、この「医療の三要素」の分析からは、優れた面の多い制度だということがわかる。医療にかかる経費は次の章で述べるように、国際比較ではかなり安い方だ。ただ、患者から見ると、医療の個人負担が徐々に上昇しているので、それほど安いとは実感できない点に問題がある。医療のかかりやすさについては、「いつでも、どこでも、だれでも」と言われるように良好だが、医療過疎の地域の問題や医師の偏在・医師不足があるのは問題とされている。

医療の質については、一九九〇年代に問題となった医療安全の面や患者の人権尊重については、かなりの改善が見られ、治療成績は世界のトップレベルであることを考えると決して悪くはない。しかし、制度を支えるために若手医師の過酷な勤務実態が問題となっていて、課題は多い。とくに、急速な超高齢化に向かって、はたして医療を維持できるのか、もしできるとしてもそれを支える財源はあるのか、という二つは、日本がこれから比較的短時間のうちに解決の糸口を見出しておくべき重要で大きな課題だ。

目指していく社会

嵐のあとで

ハーバード白熱教室で人気の高いマイケル・サンデル教授の著書『これからの「正義」の話をしよう』は、コチコチの硬い話になりがちな問題に関して、豊富な実例を取り上げながら、読者を引き込んでいく。その力はたいしたものだ。その冒頭第一章「正しいことをする」では、二〇〇四年夏にフロリダを襲ったハリケーン・チャーリーのことが書かれている。ハリケーンは猛烈な勢いでフロリダを横切って大西洋に抜け、大きな被害が生じた。そして、ハリケーンが通過したあとには、便乗値上げをめぐる論争が巻き起こった。

夏の真っ盛りに電気が止まって、人々は氷を必要としていたにもかかわらず、あるガソリンスタンドでは通常なら一袋二ドルの氷が一〇ドルで売られていた。発電機や家屋の修理に使うチェーンソーなどの機材が急騰し、業者によっては家の屋根から二本の木を取り除くだけの作業に二万三〇〇〇ドルを要求した。老齢の夫と障害をもつ娘を連れて避難してきた老婦人は、いつもなら一晩四〇ドルのモーテルで一六〇ドルを要求された。このような相手の弱みにつけこむ商法に、新聞は「嵐の後でハゲタカがやってきた」と非難した。

しかし、自由市場を信奉する経済学者は、こうした便乗値上げのおかげで住民が助かっているとして、逆に価格の制限には反対すると述べた。「氷、ボトル入り飲料水、屋根の修理代、発電機、モーテルの部屋代などが通常よりも高いおかげで、こうした商品やサービスの消費が抑えられるいっぽう、はるかな遠隔地の業者にとってハリケーンの後で最も必要とされている商品やサービスを提供するインセンティブが増すことになる」からだという。強欲や恥知らずなどではなく、これこそが自由な社会で財やサービスが分配される仕組みなのだと。米国の国民の間には、この経済学者の主張を、部分的には受け入れるような国民性もあるのだろう。

二〇一一年三月一一日、東日本大震災が起きた日は、フロリダのハリケーンのときとは違ってとても寒かった。津波の被害で多数の死傷者が出て、生き延びた数多くの人々も大きな苦難の中にあった。さらに福島県では、福島第一原発の事故もつづいて、その被害の影響は計り知れないものだった。被災された方々の苦境は耐えがたいものがあったと推測する。しかし、日本ではこの機会に乗じて、何かを通常の何倍もの値段をつけて暴利を得たとか、あるいは逆に商店に乱入して略奪をはたらいたというような話はまず聞いたことがない。災害の際の日本人のこの行動は、海外において、多くの人に深い尊敬の念を呼び起こしたと報道されている。国民性の違い、価値観の違いはこれほど大きい。医療においても、そのあり方に大きな差が生まれることは十分ありうるのではないか。

自由競争と医療の選択

米国では、「医療は各個人が自分の責任において購入するサービス」という考え方を基本として制度が設計されている。だから、米国型の医療制度が金儲け主義で強欲であり、日本も含めた西ヨーロッパ型の方がより人道的だ、という見解は必ずしも当たっていない。米国は優れた医学教育、最高峰の研究開発力を誇っていて、最新の医薬品や医療機器の多くは米国製だ。高いレベルの医療を目指せば、米国で開発された新しい診断法、治療法を導入し、新しい医薬品や医療機器を購入して利用せざるをえない。われわれは米国の医療にはお世話になっている。

この点は十分認めるとしても、残念ながらもう一方の事実はこうだ。米国型の新自由主義的な医療制度が際限なく進展すればするほど、自由な競争が医療の価格低下をもたらすどころか、金儲け主義の勢力が他を圧倒して、米国が本来もっていた医療の良いところを駆逐していく。

その結果、世界でも並外れた多額の国民医療費を使いながら、格差の大きな医療体制のために、米国は保健医療の国際比較ではまったくふるわない成果しか収めていないのが実態である。

　ある政策が失敗だったか否かの評価をするとき、現実にうまく行っていない場合でも、それを失敗と見る評価のほかに、政策が不徹底だったために期待どおりに動かないのだという評価もつねに存在する。米国の医療の現状について、医療の市場主義的な運営に原因を求める考えがある一方、医療の市場的で自由な競争の不足に原因があるとする考えがあるのも、その一つの例だろう。

　そのような考えの持ち主は次のように考える。米国の医療は「殺されて死んでしまった」が、その原因は競争原理の抑圧である。本来、医師と患者が中心となるべき市場での競争が抑圧されてはたらいておらず、患者は市場の外に追いやられて疎外されている。国民医療費の増大と非効率の原因は、消費者である患者の自由な選択を不可能にする米国の医療制度にある。

　医療保険会社のシステムが巨大となり、また独占的になっていて、消費者である患者の賢明な選択がはたらかなくなっている。本来なら、多数の小さな保険会社や病院が競争をしながら良くなっていくような制度が望ましく、大きなシステムはつねに失敗する。大きなシステムだと、常識の壁に挑む斬新なアイデアを殺し、品質を落とし、企業内の官僚主義を肥大させ、不正を誘発し、金持ちや有力者の優遇につながる。このような主張である。

米国の医療制度に対するこうした考えは、わからないではない。しかし、このような大きなシステムと小さなシステムの一般論は危うい。その逆もまた起こりえるからだ。この論者が強く反対するのは「単一支払人方式」である。たとえば、政府のような大きな単一支払人方式では競争がおこなわれず、必ず非効率になるという。

では、このような考えの持ち主はどうすればよいと考えているのか。レジナ・E・ヘルツリンガーは『米国医療崩壊の構図』のなかで、消費者が動かす医療を作り上げることが重要で、そうすれば自動車産業やコンピュータ産業がそうであったように、必ず消費者のニーズに合致した最適で低価格の商品やサービスが提供されるはずだ、と主張している。この著者が強調するように、良い心、良きアメリカ人の精神をもって医療に競争を取り込み、それを賢明な消費者である患者が選択すれば、良くなるということなのであろう。

このような主張をする人は米国の、とくに共和党支持者に多いと考えられる。しかし、彼らは医療における不確定性、情報の非対称の問題(後述)や、自由で賢明な選択という消費行動が医療においても成立するのかという問題について、あまりにも楽観的ではないか。彼らは、米国の医療において非営利的病院の割合が多すぎるので非効率となるのであり、医療を営利組織に委ねることが改善のために必要なことだと主張するくらいだから、日本や西ヨーロッパの医療の基本的な志向性とはまるで異なる。

総じて、ある一つのシステムが絶対的に良く、それとは異なるシステムが絶対的に悪いという考えには問題がある。それぞれの国の伝統や歴史、国民性を無視して医療を論じることはできない。自由と競争を重視する考え方は、新しい医療技術の開発を促進し、イノベーションに導くためには有効な方法だ。実際、米国で生み出された新薬や医療技術をわれわれは数多く輸入していて、その恩恵にも浴している。医療の産業的な振興の側面では、このような自由で競争的な医療のあり方を単純に否定し去ることは難しい。この問題は第4章で論じようと思う。

ますます増大する国民医療費という現実を前にして、より良い医療を持続していくために、その国の国民の大多数が何を一番尊重するのかが問われている。各個人の自由な選択を重視するのか、国民の間の公平を一番大事にするのかで、医療費の負担の仕方は根本的に異なってくる。

どちらを採用するかは、それぞれの国民の選択の問題ではあるが、お互いに相矛盾する選択は論理的に実現不可能である。たとえば、税金の安い小さな政府を選択しつつ手厚い社会保障を期待するという選択や、総医療費を抑制しながらいつでもどこでも最善の医療が受けられることを当然とするような選択だ。それぞれの良いところを採用し、悪いところを排除して、良いところだけを繋ぎあわせた制度にする「いいとこ取り」の制度改革はありえない。二つの考え方、すなわち医療において個人の自由をより優先するか、公平さをより優先するか、どちらを取るかという選択の問題と考えるべきだろう。したがって、それぞれの国民が何をコンセンサスとして選択するかが定まれば、これからの医療の方向はおのずから定まるはずだ。

社会福祉の充実は経済成長を阻害するのか

西ヨーロッパ型の福祉社会は社会の平等のみを主張し、結果として能力のある人材を抑制したため、経済の成長が阻害されている。そういう批判が、新自由主義を信奉する勢力からは出てきそうだ。しかし、それは必ずしも当たっていない。経済の成長を数値で表し、各国の比較をするために「経済成長率」という数値を使ってみよう。経済成長率とは、ＧＤＰ(国内総生産)が前年比でどの程度成長したかを表す指標である。

ＧＤＰとして名目ＧＤＰを使用すれば、それを「名目経済成長率」と呼ぶ。物価の変動を考慮に入れた実質ＧＤＰを使用すれば、それを「実質経済成長率」と呼ぶ。経済規模の伸びの比較には実質経済成長率が使われる。日本の経済成長率の変化を見ると、一九七〇年代まで平均で約九%という高い経済成長率を示していたものの、一九七三年の第一次石油危機(オイルショック)のころ、成長率は平均約四%となり高度経済成長は終わった。そして、それが二〇年ほどつづいた後に、一九九一年のバブル崩壊により年平均約一%の低成長の時代となった。このような経済成長率の変化はすべての先進諸国に共通のものであり、長期にわたる持続的な高度経済成長はありえないことを示している。

世界の経済成長率ランキングを見ると、この一〇年ほどの間、世界中の一八〇以上の国の中で一〇〇位くらいまでは、ほとんどがアジア、アフリカの途上国か東ヨーロッパの国々である。西ヨーロッパ諸国は一〇〇位内にはまず入らない。一〇〇位内に入るためには、おおよそ年四〜五%の経済成長を達成することが必要であり、少なくともこの一〇年の中では、そのような高度の経済成長は先進国にはごく例外的であったことがわかる。

社会福祉の充実は、経済成長を阻害するのか否か。はっきりしていることは、社会福祉にまで手が回らないアジアやアフリカの開発途上国が、非常に高い経済成長率を示しているということだ。しかし、OECD(経済協力開発機構)加盟国のような一定の経済発展を遂げた国々、とくに先進七カ国(G7)では、社会福祉の充実が経済成長を阻害しているという証拠はない。公平を重視した福祉政策を採用している西ヨーロッパ諸国の中には、経済成長という観点では遜色のない国がいくつもある。最近の世界の経済成長は、二〇〇八年のリーマン・ショックから始まる世界同時不況や、二〇一〇年のギリシャ国家財政の危機に始まるユーロ危機の影響で浮き沈みが激しい。しかし、社会保障の充実度が経済成長を左右する大きな要素になっているとは考えにくい。

日本は国民医療費がこのところ毎年増加しているものの、G7の中では、医療に投じる金額の対GDP比が最も小さい方の国である。OECD加盟国の中でもその水準は中位に属する。日本より国民医療費の対GDP比が大きいにもかかわらず、日本より高い経済成長を実現している国もあり、そうでない国もある。国民医療費の水準と経済成長は、データ上では直接の関係は少ない。逆に、国民医療費の対GDP比が高ければ、経済成長が促進されるとはいえないことにも注意が必要である。

医療費を含めた社会保障費が増大した場合、経済に与える波及効果も重要だ。社会保障には、①生活安定効果、②所得再分配効果、③労働力保全効果、④産業・雇用創出効果、⑤資金循環効果、⑥内需拡大効果などの経済的波及効果があることが知られている。社会保障の経済効果については、一方的でない冷静な見方が大切である。

価値観と国民性

医療費をこれから、どう負担していくべきなのか？　この問題の世界的権威であるプリンストン大学のユーウィー・ラインハルト教授は「どの国でも、原則として医療保健制度は国民の価値観や国民性で決まる」と指摘している。どの国でも医療保健制度の設計には、その国の政治的・経済的・医学的な基盤のあり方が関係している。だが、この問題の根底には倫理的な問いかけがある。「豊かな国では、すべての人々に必要な医療を提供するのが当然ではないか」という問いかけだ。

この問いに「イエス」と答えた国は、イギリス、カナダ、北欧諸国のような税による医療費負担を制度化するか、あるいはドイツ、フランス、日本のような国民皆保険制を導入するはずである。「イエス」と答えなかった国では、少数の富裕層が世界最高の病院で最高の医療を受ける一方、低所得層が医療を受けられずに命を落とすような制度ができることになるだろう（「理想の医療保険制度はどの国にある？」ニューズウィーク誌、二〇〇九年九月二三日号）。

われわれは、これからの社会の変化に立ち向かっていくために、この社会、日本という国が何を目指していくのかについて、よく考える必要がある。その際に、「豊かな国では、すべての人々に必要な医療を提供するのが当然ではないか」という問いかけについて、よく考えてみてほしい。そして、大部分の日本人がどちらを望むのかによって、将来の医療のあり方を決めていかなければならない。

二つの未来像とその選択

社会の分断

米国は、激しい競争社会をベースにして、次々にイノベーションを生み出し、その力で国を運営する国である。建国以来、米国ではそのように荒々しい競争を当然のこととしてやってきた。それがアメリカという新しい社会の活力の源泉というわけだ。その競争によって、成功者はアメリカン・ドリームを実現させる可能性がいつでも開かれている。能力のある者が努力した結果、大きな貧富の格差が生まれるのはむしろ当然、ということにもなる。

しかし、そのような社会を実現するには、富裕層とそうでない大部分の階層との間での交代がつねに活発に起き、階層間の移動を支えるような教育を比較的均一に受けられる制度が整備されていなければならない。ところが、現在の米国は先進諸国の中で最も社会の階層間の流動性が少ない国となっており、ごく一部の富裕層が国の富の大部分を占める状態で固定化され、社会の分断化も進んでいる。

堤未果の『(株)貧困大国アメリカ』では、その内情がくわしく報告されている。二〇〇五年八月のハリケーン・カトリーナによる被害の大きかったジョージア州では、被害地の住民のほとんどが貧しいアフリカ系アメリカ人であった。そのため州都のアトランタ近郊に住む富裕層からは、「なぜ自分たちの税金が、貧しい人たちの公共サービスに吸い取られなければいけないのか?」という不満が噴出した。納得のいかない住民たちは住民投票をおこない、ついに現在の地方自治体から分離した自分たちだけの自治体を作るまでに至る。

しかし、実際の自治体の運営に通じていない住民は、大手の建設会社に自治体の運営自体を外注し、その結果、全米初の「完全民間経営自治体サンディ・スプリングス」が誕生した。自治体は雇われ市長と少数の議員、民間企業によって運営され、低所得層の福祉その他に余分な税金を取られることがない「効率のよい自治体」となっている。その一方で、富裕層だけが勝手に独立し、取り残された低所得層は公立学校、公立病院、公共交通、福祉行政を維持するすべを失い途方に暮れている。この方式は富裕層には人気があり、同様の自治体が各地で次々にできつつあるという。

これは非常に深刻な問題をはらんでいる。これでは公共としての自治体、はては政府というものは成立しがたくなるのではないか。しかし、圧倒的な富を有するごく一部の富裕層（米国の人口の一％と呼ばれる）と、さらに強力な大企業が社会の動きを制圧している以上は、米国社会の分断の進行は収まりそうにない。堤氏はこう述べている。「巨大化して法の縛りが邪魔になった多国籍企業は、やがて効率化と拝金主義を公共に持ち込み、国民の税金である公的予算を民間企業に委譲する新しい形態へと進化した。」そして、ロビイスト集団が、依頼主である食産複合体、医産複合体、軍産複合体、刑産複合体、教産複合体、石油、メディア、金融などの業界の代理となって政府関係者に働きかけ、企業寄りの法改正をうながして、「障害」を取り除いてゆく。献金や就職の便宜などが、その引き換えの条件になっていることは言うまでもない。

どんな社会で生きるのを望むのか

どのような社会を目指すのが適切なのか。その判断は、それぞれの考え方に従って、「この世界を動かしてみたら、どのような社会が実現するのか」と考えておこなうより他はない。そして、こと医療に関しては、その結果はすでにテスト済みだ。医療に関しては、新自由主義によって作り上げられたシステムは、米国の医療が最もそれに近く、また中国もそれに近い。逆に、「個人の自由や市場の効率性ではなく、医療は万人に平等に提供されるべきもの」という基本的な考え方に立つ体制の代表として、北欧諸国やイギリスの医療制度が挙げられる。保険制度を基盤とするドイツやフランス(日本もこのグループに入る)は、両者の考え方のうちで、北欧やイギリスの側に近い。

どちらの制度を採用しても、長所もあれば欠点もある。だが最終的には、ジョゼフ・E・スティグリッツが『世界の99%を貧困にする経済』で指摘するように、この選択は「われわれがどのような社会で生きることを望むか」というところに行きつく。そして、まったく異なる二つの未来像の選択を迫られることになる。

一つは持てる者と持たざる者との間が大きく分裂した社会だ。「その国では、裕福な者は高い壁に囲まれた高級住宅街に住み、子供たちを費用のかかる学校に通わせ、一流の医療を受ける。一方、残りの人々は不穏さ、よくても並みの教育、事実上配給制の医療を特徴とする世界で暮らす。」このような社会では、貧困層の若者が疎外され、希望をもてずにいる。そういう構図は多くの発展途上国において目にすることができる。

もう一つは、持てる者と持たざる者の間の差が狭まる社会だ。「運命共同体の認識、機会と公正さに対する万人の誓約が存在する社会、〝万人のための自由と正義〟という言葉が額面どおりの意味を現実に持つ社会だ。」

スティグリッツは、「この中で第二の未来像こそが、わたくしたち（アメリカ人）の伝統と価値観に一致する唯一の未来像だと信じている」と述べている。彼は、富の分配が不平等だとしても、社会の進歩や経済の発展に大きく寄与した人物に多くの富が分配されることを否定してはいない。彼が不満とするのは、富の分配をとくに大きく受けた人物のリストを眺めると、アメリカの不平等の本質を感じさせられることだ。

実際、彼らの中に、技術の新局面をひらいた発明家や、自然法則に関する理解を一八〇度転換させた科学者はほとんどいない。レーザーを発明したチャールズ・タウンズ、トランジスターを発明したジョン・バーディーンとウォルター・ブラッテンとウィリアム・ショックレー、DNAの謎を解いたジェイムズ・ワトソンとフランシス・クリックなどの名前は、そのような大富豪のリストには出現しない。またウェブを使って大金持ちになった人物は多いが、ウェブそのものの開発者バーナーズ＝リーのような先駆者はこれを金儲けの手段に使うことを放棄している。

スティグリッツの大きな問題意識は、次のひと言に尽きる。「富の分配で上位を占める人々の成功をくわしく見てみると、彼らの才能の決して少なくない部分が、市場支配力や市場の不完全性を存分に利用するには、どんな仕組みをつくり上げればいいかという点に注がれている。」つまり、彼らは多くの場合、政治を社会全体のために機能させず、自分たちのために機能させる方法を見つけ出し、その方向に誘導することに長けているのだ。

グローバル化した現在の経済システムの下では、国や地方自治体などの公的な制御がことごとく取り払ってしまわれる結果、大きな格差と格差の固定化を生みやすい。新自由主義者は、このことをもってその社会を不合格とは考えず、その効率と自分たちにもたらす恩恵をむしろ歓迎するだろう。結局、彼らは「市場」が価格という指標を通じてより適切な調整をすることができるというマーケット・メカニズムの信奉者なのだ。

将来の医療をどのように選んでいくのか、ひいてはわれわれがどのような社会で生きることを望むのかにかかわらず、のちに述べるように、年々増大する国民医療費という問題を前に、どの国もその選択にはとまどいがある。しかし、二つの未来像のどちらを選ぶかによって、医療の考え方に大きな違いが生まれる。一方では医療は個人が選択するサービスに過ぎないのであるから、一般の商品と同様に自己責任に委ねるのが適切という考え方になる。もう一方では、医療を受けることは個々人の基本的人権に属し、社会がそれを支えていく必要があるという考え方になる。

どちらの考え方が本質的に正しいかの判定を下すことはとても難しい。また、その判定を論理的に下そうとすることは、しばしば不毛の議論に陥りかねない。それぞれの国民がその国民性や社会の歴史の違いに基づいて決断をし、選択をするべき問題なのだ。

選択の論点

日本に合うのは米国の制度か？　イギリスの制度か？

医療費は高いが自由に治療法を選べる米国の制度か、多少の不自由はあっても医療費は無料のイギリスの制度か。日本の制度の長所と短所と比較して、日本ではどのような制度を選択するのがよいのだろうか。

社会保障は経済成長を妨げるか否か？

社会福祉の充実を目標に据えて、年金保険料や健康保険料を増額したり、消費税率を上げたら、経済成長を阻害することになるのだろうか？

小さな政府か？ 大きな政府か？

政府による規制や制限は極力なくし、個人の自由な社会・経済活動を優先する「小さな政府」がよいのか？ それとも、社会の平等をめざし、政府によって個人の自由はある程度制限する「大きな政府」を選択するべきか？

第2章　危うい国民皆保険制度

沢内村の挑戦

老人たちが明るい村

岩手県和賀郡沢内村(現在和賀郡西和賀町)は盛岡市の西南に位置し、東西を海抜一〇〇〇メートルの山に囲まれ、わずかに南方の一角が開けているという山あいの村である。村の冬は雪が深い。昔は、冬になると働き手は出稼ぎに出るか炭焼きをするか、多くは半年の間は「寝食い」をしているような状態だった。深沢晟雄《まさお》村長が就任した一九五七年頃、村は貧しく、医療の恩恵は皆無に等しかった。

家も埋まってしまうような三メートルを越える積雪に閉ざされる間は、外部との交通も途絶え、医師に診てもらうというのも無理な環境にあった。したがって、住民の健康状態もよくない。生まれた赤ちゃんが次々に死んでいく。誰かが死んだら、箱ゾリというソリに乗せて、二〇キロ以上離れた湯田町(和賀郡西和賀町)まで医師の死亡診断書をもらいに行かなければならない。村に病院があり、そこに親切な医師がいて、いつでも診察をしてくれるということは村民にとって夢のような話だった。それを実現しようと幾度となく病院開設の努力が繰り返された。

深沢村長が就任すると、彼は村民の命を守ることを目指して活動を開始した。まずブルドーザーを購入して冬季の除雪をおこない、外部との交通を確保、その上で村民の健康の向上に向けた施策を次々に打ち出した。当時沢内村の乳児死亡率は六九・六(出生一〇〇〇人当たり六九・六人が死亡)という最悪の数字だった。ちなみに、現在の国際比較では、当時の沢内村より悪いのは、そのほとんどがアフリカの途上国か、アジアでは内戦状態の国ばかりである。また現在の日本の乳児死亡率は二・〇程度(出生一〇〇〇人当たり二人が死亡)であり、世界でも最も低い。新生児と乳児の死亡率はその国の医療と保健を表すバロメータとも考えられている。

深沢村長は「野蛮条件――赤ちゃんがコロコロ死んでいく、雪道をテクテク歩く――の解消がすべての行政に先んじなければならない」として、村民の健康の増進と冬季の交通の改善に邁進し、その実績を挙げた。乳幼児や妊婦、高齢者の健診、村民の生活改善を目標に予防的な保健活動に重点をおいた。そこで大きな役割を果たしたのは、新たに雇用した六名の保健師だった。とくに目覚ましかったのは、乳児死亡率の改善だ。四年後にはその値は約三分の一となり、一九六二年にはついに乳児死亡率〇を達成、その後も何度も達成している。また老人の寿命も延び、老人たちが至極明るい村という評判をとった。

岩手県の医療と医療無料化

沢内村が全国的に知られるようになったのは、何と言っても、一九六〇年に老人医療費の、つづいて乳児医療の無料化を全国に先駆けて達成したことである。最初は六五歳以上の老人を無料としたが、翌年には対象を六〇歳以上に拡大する。全国的には、一九六一年に国民皆保険が実現し、全国一律の制度下となったが、沢内村では独自の医療無料化を貫き、他の都道府県にも大きな影響を与えた。老人医療費の無料化はその後東北地方を中心に徐々に広がり、一九六九年には東京都の革新都政の下で七〇歳以上の無料化が実施され、それが引き金となって一九七三年から国の制度として七〇歳以上の老人の医療費無料化が実現することとなった。

沢内村の医療無料化には、岩手県の長年にわたる地域医療確保の前史があったことも忘れるべきではない。岩手県の面積は北海道に次ぎ、一県で四国全域に近い広さを有している。しかし、海岸は複雑なリアス式になっていて、南北の交通は内陸部で現在高速道や新幹線が通るルート以外には高速のものはない。また東西の交通は急峻な山道を経由するので、時間がかかる。冬季には積雪のために交通がますます不自由となるので、県土が多数の島によって構成されている沖縄県とも似ている。したがって、終戦当時までは地域の医療体制は貧弱で、県民が医療の恩恵を受けることは非常に困難だった。

このような状態に対して、県民は自力で組合による医療経営を立ち上げ、戦後はこの国保組合が医療保険と医療の提供の両方をおこなう「保険と医療の一体化」の実績を挙げていた。この運動は決して容易なものではなかったが、徐々に岩手県全域に広がっていった。そして、一九四九年には、岩手県気仙郡にあった日頃市《ひころいち》村(現在大船渡市日頃市町)で、国保直営診療所での医療の一〇割給付(医療費無料化)が実現された。

この方式は、のちに国民皆保険制度のもとで採用された「出来高払い方式」ではなく、定額方式によるものであり、診療所の経営は国保の保険料と村の一般会計からの繰り入れだけでまかなわれていた。さらに、重症の患者は県立病院に定額請負契約でその診療を委託する方法が採用されていた。医療の完全な社会化ともいえるこの日頃市方式は、またたくまに県下一八市町村の国保に普及し、実施機関は六二に達した。同時に、村民の疾病予防にも力が尽くされ、当時「村の太陽」と呼ばれた多くの保健師たちが、村々を巡って保健指導に大きな貢献をした。

沢内村において深沢村長が村民の生命を守ることを誓い、そのために尽力した背景には、このような岩手県の歴史があったことを記憶に留めたい。しかし、岩手県の医療制度も、一九六一年、国民皆保険が実施されるとともに完全に他の都道府県と同様の制度に同化していった。独自の「保険と医療の一体化」方式は国民皆保険制度とともに導入された「出来高払い方式」との間の矛盾が解決できず、またその後の市町村合併の影響で、いま岩手の医療に特有のものは残されてはいない。

医療費はタダがよいのか

老人医療無料制度の廃止

老人医療の無料化が沢内村から全国に拡がって、国民からは歓迎された。しかし、医療は本来無料であるべきだという理想論だけで、それを全体としてどのような方法で支えていくのかを周到に考えておかないと、困ったことになる。全国的な老人医療の無料化は、それが何を誘発するのかを考えずに、ただ「医療は無料であるべき」という単純で甘い理想論だけで導入された制度だった。しかも、その制度にストップをかけようとすると、今度は大変な労力と時間が必要となる制度でもあった。

医療保険の下では、医療費が安くなるので、患者はいつでも医者にかかれると思って自分の健康管理を怠りやすくなる。また医療機関の方では、医療費が安いので気軽に検査をし、薬を出す傾向が強くなる。これが「医療保険のモラル・ハザード」と呼ばれる現象である。全国で導入された老人医療費の無料化は、医療費の無駄遣いを誘発するモラル・ハザードを生み出した。

医療を受ける老人にとっては、医療は無料で提供されるので、軽い気持ちでいつでも受診をすることができる。待合室が老人のサロンになったということがよく報道されていた。家族にとっても、とくに多忙な農繁期や生活環境の厳しい冬季には老人を病院に入院させて預けておけば安心だ。それにお金もまったくかからない。ということで、入院の必要のない老人が「社会的入院」をしていると言われるようになった。

医師の方も、どれだけ検査をしようが、投薬をしようが、患者の負担にならないし、それは医療機関の収益にもなるので、少しでも関係のありそうな検査は全部するし、効果のありそうな薬は全部出すようなことが起こりうる。この「薬漬け・検査漬け」医療が大いに問題となった。皆保険の導入時に、医療費の支払いに「出来高払い」を採用したために、投薬も検査もやったただけ収入が増える仕組みとなったことも、問題を誘発しやすくした。その結果、老人医療費の伸び率が非常に高くなり、これをどう制御するかが大問題となった。

このように、老人医療の無料化は国民医療費の高騰を加速することになった。国民医療費の増加は経済の高度成長が支えてきたものの、福祉元年と呼ばれた一九七三年、まさに全国的に老人医療費の無料化が実施されたその年に第四次中東戦争が勃発し、その影響で原油価格が急騰、世界経済を不況に陥れる第一次石油危機が起きた。この後、それまでの日本経済の成長基調は終了し、景気は低迷に向かい、国民医療費の上昇が政府の大きな負担となっていった。

もともと医療費の増加は、その当時年々拡大していた医学の進歩が大きな原因でもあった。さらに出来高払い方式というシステムが、国民医療費を増大させる傾向を促進した。そして、結局、老人医療の無料化を止めることになった。一九八二年、鈴木善幸内閣は、老人医療を有料制に逆戻りさせる老人保健法案を強行成立させ、翌八三年に同法は施行された。ここに一〇年つづいた老人医療無料制度は廃止されることになった。

理想論だけでは維持できない

老人医療費の問題は、総医療費高騰の問題や「薬漬け・検査漬け」の問題としてだけ捉えるのは適切ではない。日本の高齢化率(全人口に占める六五歳以上の割合)は一九七〇年には七%を越え「高齢化社会」となり、一九九五年にはその倍の一四%を越えて「高齢社会」に突入した。

老人医療の無料化は、高齢化が急速に進行し、高齢者の問題が日本全体で深刻になりつつある中でおこなわれた。結果として、高齢者の医療・介護の問題が、医療費を無料にして病院に預ける問題にすり替えられ、病院では高齢者の生活レベルの向上には関心がなく、もっぱら「医療」だけを受ける老人たちは「寝たきり」となり、あるいはそうさせられることになった。本当は老人医療無料化で投入された財政的資源を、高齢者が安心して生活することのできる施設の整備に振り替えて、将来(すなわち今日)に備えるべきであった。

医療費ができるだけ安い方がよいことは、多くの人が賛同するだろう。しかし、医療費は無料がよいのか、それとも一部負担を導入してモラル・ハザードを防止した方がよいのかは、意見の分かれるところだ。医療費の実質無料化を実現している国もある。たとえば、イギリスのNHSはその代表だ。しかし、国民医療費が際限なく上昇するようなモラル・ハザードの危険性を排除するために、さまざまな仕組みも同時に組み込まれている。

第1章で紹介したように、イギリスでは、患者は自分で直接病院へ行くことができない。まず一般医(GP)にかかってから、必要に応じて病院への紹介を受けてから行く。これが医療への必要以上の受診を抑制することになるが、患者にとっては長い間待機することになる場合もあり、必ずしも便利な制度ではない。医師の方は、担当する患者の数とその健康達成度に応じて診察料を受け取り、必要な医療のみを提供するように制御されている。だから、患者が望めば検査が受けられ、薬をもらうことができるとはいえない。

このように、さまざまな仕組みをあらかじめ用意して周到に準備しなければ、医療費の無料化は長期的に持続できない。医療を無料にすれば、それと引き換えにある程度の不便も我慢することが求められる。単純に「医療は無料がよい」ということだけでは維持できない制度なのである。

国民皆保険

医療保険のあり方

わが国の国民皆保険は、のちに述べるように、ビスマルク時代のドイツ帝国の制度を見習って、戦前に導入されたものである。制度は中小の事業所や多くの市町村にも拡大し、第二次世界大戦中の一九四三年には、一時国民の七〇％が加入する制度となっていた。戦後も徐々に加入者数を伸ばし、一九六一年に最後の自治体が保険制度を導入することで、国民皆保険が実現した。制度は突然実施されたのではなく、三〇年以上の助走期間を必要としたのだ。また、制度が国民大多数の支持で始まったというより、困難な戦時の時局に対する非常の措置として拡大したという側面にも注意を払うべきであろう。

われわれの社会には、裕福な人たちも、恵まれない人たちもいる。大きな困難に直面した人たちを助けようとする場合には、「公助」「共助」「互助」「自助」という四つの方法がある。公助は国などの公的機関が税金の一部を使って助ける方法、共助は保険制度などの制度を使って困った場合に助け合う方法、互助とは近隣の知人やボランティアの力で助け合う方法、自助とはみずからの備えによりその場をしのぐ方法とされている。たとえば、一般の民間保険は、さまざまなリスクに対して加入者があらかじめ金を出し合い、そのリスクの程度に応じて保険会社が保険金を支払う共助の仕組みである。したがって保険は、加入者と保険会社との自由な契約に基づいて運営される。

ここで医療保険について、通常の民間の保険会社で運営する場合を考えてみよう。保険料を払う方から見ると、自分は健康だと思っているなら、高いお金を払って保険に加入するのは迷うところだ。しかし、自分が病気(それも大きな病気)になるかもしれないと思えば、少し高くても保険に加入することを選ぶだろう。逆に、保険会社から見ると、どの人がどの程度の病気のリスクを抱えているかは、あらかじめわからない。これを「情報の非対称性」と呼ぶ。市場で安定した取引が持続しなくなる「市場の失敗」が起きる原因の一つとされている。

この条件下では、どちらかというと多額の医療費が必要な病気がちの人ばかりが保険に加入し、その結果、保険会社は多額の保険金を支払わなければならなくなる。そうなると保険会社の経営はつづかなくなる。これが「逆選択」と呼ばれる保険の問題点である。だから、保険会社としてはできれば、あまり病気にならない人たちが大勢加入してほしい。そうなれば、保険金の支払いは少なくて済むし、その結果会社の収益は上がる。つまり、顧客の「いいとこ取り」をすれば、業績が上がるというわけだ。これを「クリームスキミング」という。保険会社が加入希望者の健康状態を調査して、病気の前歴のある人の加入を拒否し、元気な人だけが加入できるようにする行為がこれにあたる。

このような保険の問題点を克服するには、保険を全員強制加入方式にするのが合理的である。国民皆保険制度はそう考えて作られている。ところが、日本の公的医療保険制度では、保険料を加入者全員が同様に払うことにはなっていない。額を個々人の収入に応じて傾斜させ、収入の多い人の保険料を高くしたり、後述のように、健康保険の種別によって公的資金を追加したり、あるいは保険から別の保険に資金を拠出するなどの調整をおこなっている。したがって、純然たる保険制度というより、所得の再分配機能もまじりあった制度となっているところが、通常の民間保険とは異なる。

皆保険制度がスタートした頃から、わが国の経済は急速な成長を遂げ、順調な経済成長がさまざまな矛盾を解消したために、福祉と経済成長を両立させながら、全体として西ヨーロッパ型の福祉国家を目指すことができた。しかしながら、さきにも述べたように、一九七〇年代半ばから経済成長が鈍化し、医療費を公的財源でまかなうことが困難になってきた。これは日本だけではなく先進国共通の悩みであった。「福祉国家元年」といわれた一九七三年に第一次石油危機が起き、日本はごく短い福祉国家の夢の後に、行革の時代に入っていく。

福祉国家の悩み

一九七〇年代から、世界的にインフレが加速し、さらに不況、高失業率が同時に進んで、世界経済はスタグフレーションの状態に陥った。そして、激しい非難を受けることになったのがケインズ経済学だった。ケインズの説くところでは、不況時には財政支出を増大させ、減税・金融緩和などにより有効需要を増やせば、生産と雇用を拡大することができるはずだった。しかし、現実には有効需要の増大だけでは、原油などの急激な高騰によって生じる供給側のコスト増大に対して解決策を出すことは難しい。少数の有能な政府機関のメンバーが、その知識と経験を駆使して合理的に対処すれば不況は克服でき、経済は発展するという「ハーヴェイロード の前提」が崩壊してしまったのである。

ケインズ主義に代わって登場したのは、反ケインズ経済学を信奉する人々だった。一九七九年、イギリス経済の復活と「小さな政府」を掲げるマーガレット・サッチャーが首相に選ばれた。また一九八一年、米国では大幅な減税政策を中心にして「小さな政府」路線を取るロナルド・レーガンが大統領に就任し、新自由主義的な方向に大きく国の舵を切ることになる。ベルリンの壁が一九八九年に崩壊、一九九一年にはソビエト連邦が消え、冷戦におけるイデオロギー的な対立軸は消失してしまった。その結果、新自由主義的な経済運営が世界の主流となり、「福祉国家の危機」の傾向はさらに高まった。

本来ヨーロッパで勢力を伸ばしつつあった社会主義に対抗し、社会の安定と経済の発展のために工夫された社会保障制度が、負担をどのようにするかの問題で経済発展の阻害因子とされたり、制限するべき余分なこととして主張されたりするようになってきた。

増えつづける国民医療費に対して、それをどのように負担していくのか、どの国も大きな悩みを抱えている。そして、さまざまな医療費の抑制策、効率化の提案、限度を越えた医療費の負担のあり方について、いくつもの選択肢が示されている。

二〇〇七年のサブプライム・ローン問題と、それにつづく二〇〇八年リーマン・ショック以降、金融不安で各種通貨から逃げた資金が日本円に集まり、為替相場は超円高に振れて、それまで景気を支えていた輸出産業は大きなダメージを受けた。結果的に、日本の経済は大きく衰え、わが国の医療保険制度は深刻な危機に陥った。福祉国家の夢を経済成長を維持することで実現しようという「戦後合意」の路線は、大きな困難に直面することになった。増えつづける国民医療費を今後どうするのか、とくに急速に高齢化が進む日本では、その方向の選択をめぐって真剣な検討が必要となっている。

医療費はどう決められるのか

医療の値段

俳優やエッセイストとしても活躍をしていた伊丹十三氏は、一九八四年に「お葬式」で映画監督としてデビューした。その後、さびれたラーメン屋を町一番の店に作り変える「タンポポ」、脱税者と戦う女性査察官を描いた「マルサの女」などで、さまざまな映画賞を獲得している。

「お葬式」で印象に残ったのは、主人公のマネージャーを務める男が病院の窓口に医療費を支払いに行くシーンだ。主人公の義理の父が救急車で運ばれて、その病院で亡くなったのだ。マネージャーは手持ちの二〇万円では足りないかもしれないと思って、心配顔で医療費の額を聞く。返ってきた返事は「三万三五六〇円」。それを聞いて、思わず含み笑いをするマネージャーに対し、病院事務の女性は、それが間違っていないことを繰り返して説明するものの、含み笑いは止まらない。病院というものとずっと無縁だったマネージャーには医療費の仕組みなど知る由もなかったのだろう。老人医療費の無料化はすでに一九八三年二月には終了して、定額制に移行していたはずだ。

それにしても、医療費はもっと高いと思っていた人物が、思わぬ安い請求額に笑ってしまう姿が印象に残ったのは、筆者が医療関係者だからだろうか。日本では一九六一年以来、国民のすべてが医療保険に加入する国民皆保険制度が実現している。そのために、医療費は無料というわけではないし、また自己負担分もあるためそれほど安価ではないにしても、負担のできる範囲におさまっている。

病院事務の女性が「三万三五六〇円」と返事した、その値段はどのように決められるのだろうか。病院では、適当に計算をして医療費を請求するというドンブリ勘定方式は絶対にありえない。すべてを私費払いで済ませるごく例外的な場合を除いて、医療費の値段は全国一律に厳密に決められている。医療費の計算は厚生労働大臣が公布する診療報酬点数表に従って計算をして決められる。診療報酬点数表は医師の担当する「医科」の他に、「歯科」「調剤」に分かれていて、非常に複雑に見える。しかし、実際には項目の数がとても多く、細かいルールも多いことを除けば、その仕組み全体の構造は難解なものではない。

たとえば「医科」を例にとると、点数は外来で診察を受けたり入院したりすれば、一回あるいは一日当たりの点数が加算される(基本診療料)。ホテルなどの宿泊料とよく似ているが、入院した場合には入院した当日と翌日は別々に計算されるので、ホテルの場合と比べると一日分多く計算される。この他に、ひとまとめにすることのできない項目の点数は一三分野に分かれて細かく決められている(特掲診療料)。たとえば、血液検査を受けたり、CTの画像診断を受けたりすると、その都度一件ずつ加算される。

このように、医療費の計算は一件ずつを合計していく「出来高払い方式」でおこなわれてきたが、二〇〇三年度からは、大きな急性期病院でDPCと呼ばれる「包括払い」で計算される方式も導入された。その場合、それぞれの診断名によって点数があらかじめ決まっていて、検査や注射・薬も含めて全部まとめて何点という計算になる。ただ、手術などの高度な治療については、切り離して「出来高払い」で計算される。医療費の計算はとても入り組んでいて複雑のように見えるが、一つひとつの値段は明瞭に決められていて、全体は単純な構造になっている。急性期病院のDPCでは、もともと病院が受け取る部分が「包括払い」に、医師の技術料にあたるものが「出来高払い」になっていると理解すればよい。

このようにして、かかった医療費の合計が出たら、通常の場合、患者はその三割を負担することになる。残りは健康保険が負担する。三割の個人負担分がある限度を越えて高くなった場合には「高額療養費制度」の対象となって、後日ある限度以上の分は払い戻しを受けることができる。ただし、①業務上の疾病や負傷、②健康診断やそのための検査、③予防医療、④美容医療、⑤正常妊娠・正常分娩、⑥経済上の理由による妊娠中絶、⑦故意の犯罪行為や故意の事故によるもの、⑧けんか、酔っ払い、麻薬中毒などで事故を起こしたときには健康保険を使えない。このことは、よく知っておく必要がある。

診療報酬制度

このような診療報酬の具体的な点数は、厚生労働省の中央社会保障医療協議会(中医協)の答申を受けて、厚生労働大臣が決定する。中医協は支払側七人、医師・歯科医師・薬剤師から七人、公益を代表する六人の委員からなる。細かい点数の変更については専門の小委員会、専門部会、分科会などで細かく検討を受けた後に、中医協での協議を経て厚生労働大臣に答申され、一年おきに改定される。

日本の国民医療費の総額はすでに三八兆円を超えるような膨大な額となっている。その増減は国民生活だけではなく、国の財政にも大きな影響があるので、最近は政府が財政の状況などを考慮に入れて国民医療費の大枠を決め、それに従って、中医協が細部を決定していく。しかし、総額が非常に大きい上に、医学の進歩や人口の高齢化のために、どうしても毎年自然増がある。この自然増は医療のレベルを現在のまま維持した場合に増える医療費で、毎年約一兆円を超えている。

のちに述べるように、どの健康保険の財政も大変苦しい状態となっているので、支払側は医療費の値上げには簡単に賛成できない。一方、診療側はかつて二〇〇二年と二〇〇六年の医療費本体部分(技術料)の切り下げの後に「医療崩壊」と呼ばれるような危機的な状態となったことから、医療費を抑制されることには非常に警戒的だ。

このようにして決められた診療報酬の点数に従って、医療機関は診療をおこなうことになる。だから、医療機関の経営にとっては重大な影響がある。また、救急医療を確保する必要があるときや、勤務医の負担の軽減が喫緊の課題となったとき、医療費の重点配分をおこなうため点数を引き上げ、実際にそれぞれが実現するように誘導することもできる。たとえば保険点数を算定するためには、必要な看護師を確保しなければならないという条件をつけて、病院の体制強化を促進することも可能である。

したがって、診療報酬制度は、

①医療の価格を設定する機能
②医療の水準を設定する機能
③必要なところで医療が提供されるような資源配分機能
④政策誘導機能

という四つの機能を果たすことが期待できる。しかし、保険点数を高く設定したために、多数の医療機関がその診療に参入して過当競争状態に陥る場合も指摘されていて、必ずしもつねに有効ではない。

診療報酬点数表に掲載される診療行為は、すでに有効性や限界がよく知られているものだ。しかし、新開発の治療法まで含めてすべて点数を決めることはできないし、また現実的でもない。最新の治療法は、その有効性や限界についてまだよくわかっていない面が多く、高価な医薬品や検査機器を使うことも多いので、医療費としての値段は高くなる。

このような治療法については、将来、診療報酬点数表に掲載する前段階として、その評価を受けるという前提で、「先進医療」などの保険外併用療法に申請することができる。承認されれば、その治療法は自己負担となるが、それ以外の部分については健康保険が負担することになる。これは、将来、保険診療となることを目指さない医療や、承認をまったく受けていない新開発の医療の支払いを健康保険と混合で受けることを意味する「混合診療」とは意味が異なる(この問題は重要なので、また後で触れる)。

先進医療などの保険外併用療養費制度は、きちんとしたチェックを受けた治療法に限って認める方式による一種の「混合診療」ともいえる。「混合診療」を希望する治療法については、それが良い治療法であればあるほど、健康保険の対象として多くの人に施すべきものだ。であれば、新しい治療法を導入する場合には、しっかりとした審査を経て、先進医療などの保険外併用療養費制度に組み入れ、その上で実施するという手順を選択するべきだろう。「混合診療」については、「手痛い歴史の教訓」の節で触れる。

増えつづける医療費

日本の医療費は安い

日本の国民医療費は一九五四年以降、統計が公表されていて、一九九五年以降は毎年、厚生労働省のホームページに公表されている。二〇一〇年の国民医療費は三七兆四二〇二億円、前年度に比べ三・九%増加した。統計が公表された一九五四年の時点では、国民医療費の総額は約二二〇〇億円に過ぎなかったのだから、その間に五〇倍にまで増えたGDPと比べても、いかに大きく増えたかがわかる。

国民医療費の国際比較では、OECD加盟国の医療費を対GDP比で比較したデータが有名だ。二〇一〇年のOECDのデータでは、加盟三四カ国中、日本は一六位である。総医療費対GDP比九・五%という数字は、OECD加盟国の平均値と等しくなっている。さらに二〇一一年のデータでは対GDP比九・六%となり、OECD加盟国中一二位となっている。それより少し前、日本の国民医療費の対GDP比は、二〇〇六年に八・一%で二一位、二〇〇八年には八・一%で二二位であった。つねに加盟国平均より低い数字であるものの、国際比較ではや

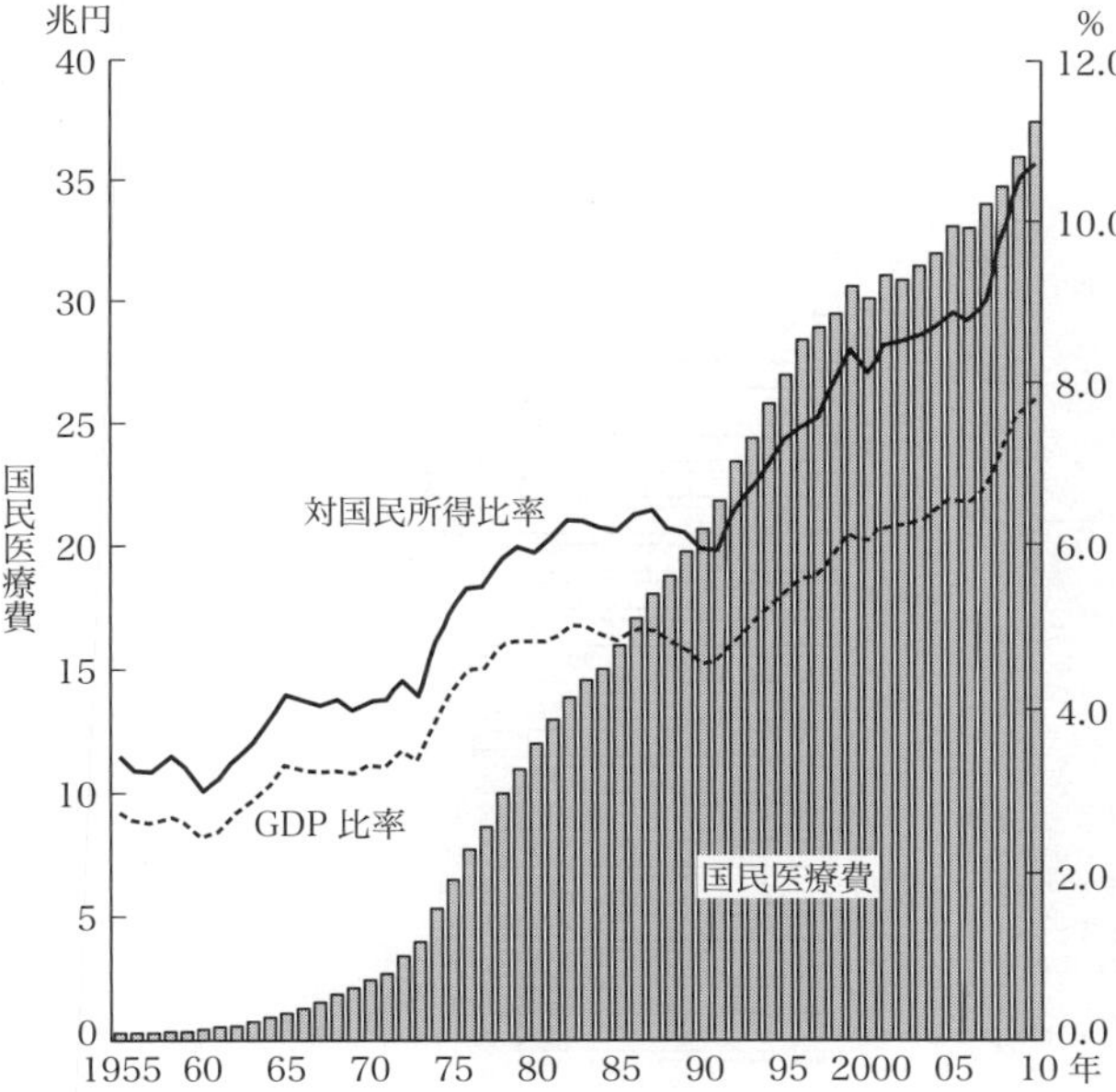

国民医療費の推移.（厚生労働省のデータ．2010 年より）

や伸びている。したがって、これだけ見れば、日本の医療費の少なさは大いに是正されてきたと見ることができる。

ただし、そう考えるのは早計で、割り引いて評価するべきことがある。この間、順位が下がって日本より下位となったのは、スウェーデン、アイルランド、イギリス、ノルウェー、アイスランドのEU加盟各国である。これはEUの経済不況の影響が相当出ている。しかし、二〇一〇年のデータを見ると、生活レベルが比較的高いG7諸国の中

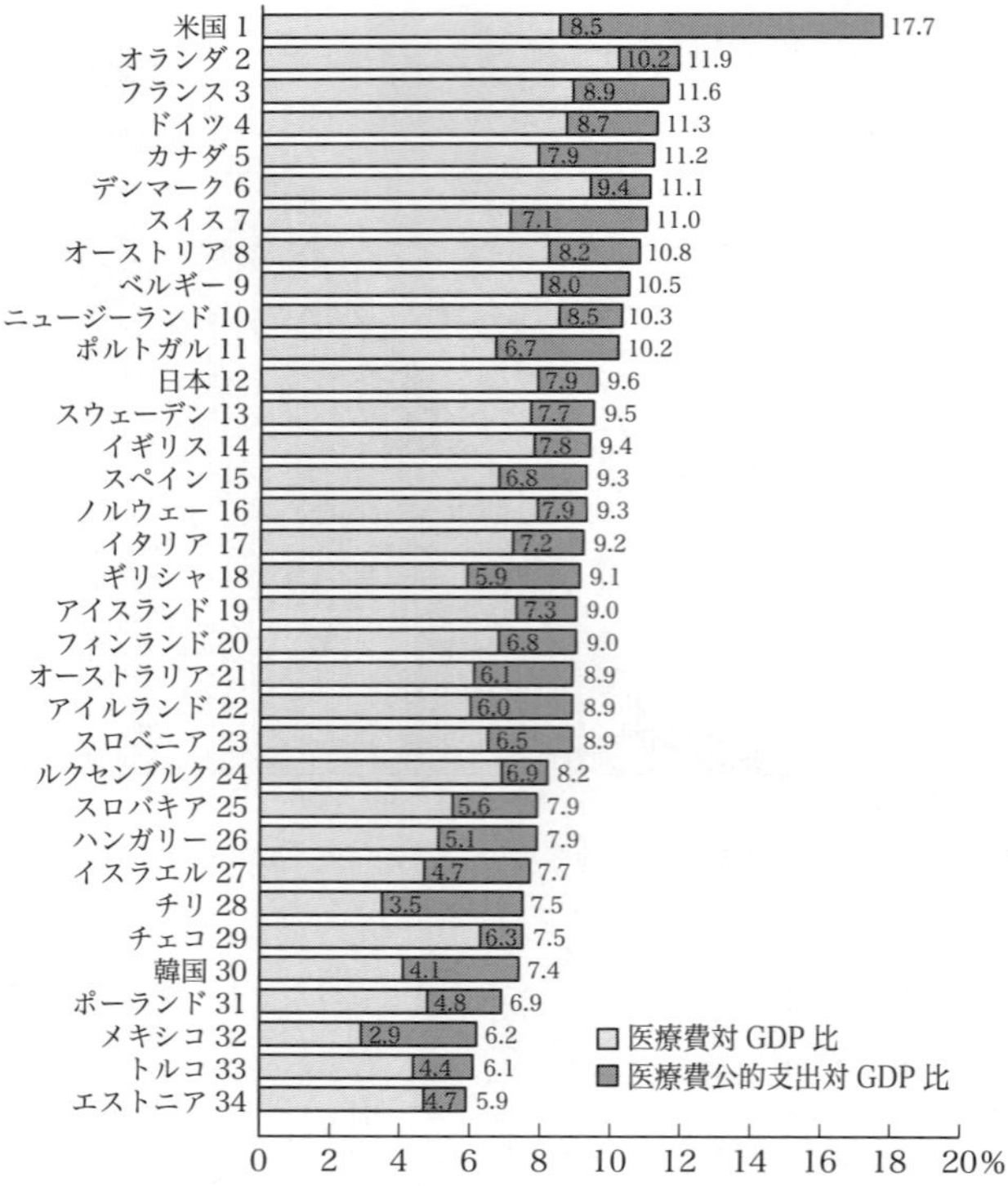

OECD 諸国の医療費対 GDP 比. (2011 年データ．OECD Health Data 2013)

では、日本の医療費対GDP比はG7の平均一一・六％より二・一％も低い。順位も一貫して最下位であったが、深刻な経済不況のイタリアが順位を下げたので、現在は六位の位置にある。

医療費は、高齢化の進行にも影響を受けるので、高齢化率との関係も検討しなければならない。この観点では、日本は主要先進国の中では最も高齢化率が高く、国民医療費の対GDP比が最も低い国だ。一人当たり医療費での比較も必要である。一人当たりの米ドル換算の医療費の比較では、日本はOECD平均より低い額となっていて、G7平均の約七〇％程度しか医療費を使わないことが明らかとなる。日本は先進諸国の中では、国民医療費の少ない国であることは間違いない。

日本の医療費は安さを実感するのは、海外の旅行先で病気になった場合だろう。たとえば、外国で盲腸炎(虫垂炎)にかかって手術を含めた入院治療を受けることになった場合、必要な医療費は国によってどれだけ違いがあるだろうか。海外での医療費については、損害保険会社がネット上で国別の違いの調査結果を示していて、盲腸炎の治療費の情報もある(ジェイアイ傷害火災)。それによると、日本が四〇万円であるのに対し、ヨーロッパ諸国や北米の諸国、オーストラリアはその倍額以上だ。とくに米国では二〇〇万円近くと表示されているが、実際はこれで済むかどうかわからない。また日本より少額とされているのは、フィリピン、マレーシア、ベトナム、中国だけで、他のアジア諸国も日本より高い。窓口でいくら支払うのかは、各国の支払い制度や個人の窓口負担の額などの違いがあるので単純な比較は難しいが、日本の医療費が国際的に見て安いことは確実である。

米国の医療費はなぜ高い?

では、米国の医療費はどうだろうか。米国の医療費対GDP比は、二〇一〇年には一七・六%、二〇一一年には一七・七%で、他の国よりも圧倒的に高い。日本より上位の諸国の対GDP比は、およそ一〇%〜一二%の範囲にある。日本のデータと比較しても、米国の国民医療費はGDP比較で一・八倍以上にあたる。

このような総医療費の増大はなぜ起きたのか。ごく単純化していうと、二つの理由がある。第一の理由は米国に限らず、すべての国に共通していえることだ。この約二〇年における医療技術のいちじるしい進歩のために、医療にかかる費用が非常に高くなったのである。

たとえば、CTスキャナーの開発がその典型である。CTは、一九七二年、イギリスのEMI社中央研究所で開発された。EMI社はビートルズのレコードが世界中で売れに売れて資金も豊富だったことから、「CTはビートルズの生んだ大きな遺産の一つである」と言われるこ

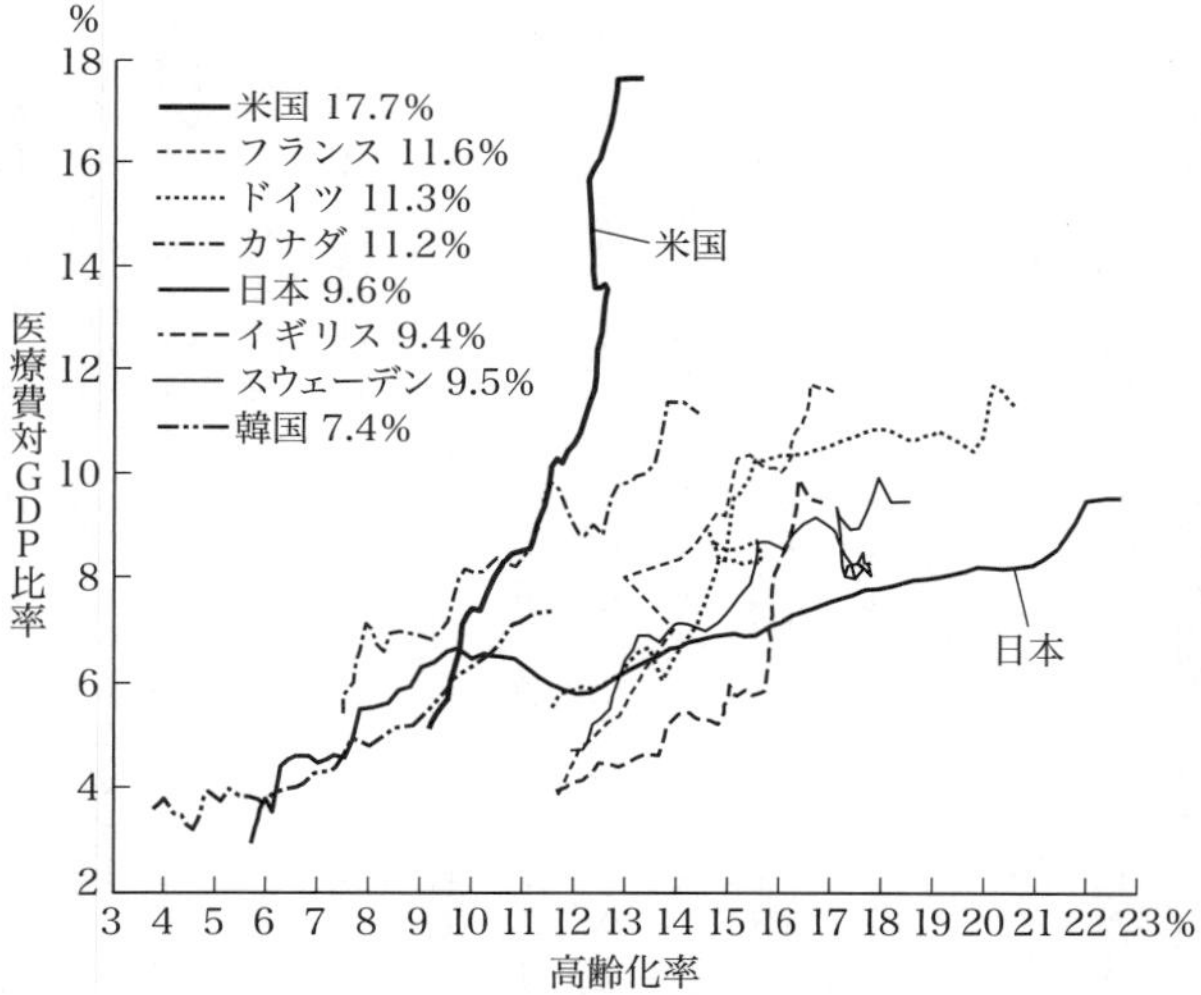

高齢化率と医療費対 GDP 比率

1960-2011 年の数値．図中の数字は 2011 年における医療費対 GDP 比率．ただし，日本のみ 2010 年の値．韓国の開始年は 1980 年．ドイツの 1990 年以前の値は西ドイツのもの．フランスの 1960-89 年の値は 5 年ごとのもの．OECD Health Data 2013(ドイツとスウェーデン 1960-69 年は Health Data 1996)，高齢化率は WDI Online 2013. 6. 29 による．

ともある。ＣＴは現在、ＭＲＩとならんで標準的な画像診断装置となっている。かつては単純なレントゲン写真しかなかった画像診断の方法が、体の内部まで詳しくわかるようになったのだから、臨床診断の精度は飛躍的に高まった。同時に、診断にかかる経費も飛躍的に増大した。医療技術の進歩によってもたらされた最新・最善の診断と治療を受けようとすれば、どの国であろうと、医療費の高騰を免れることはできないのである。

医療費が高騰する理由として、人口の高齢化が挙げられることが多い。高齢者は平均して医療費を多く使うので、高齢者の絶対数が増加すれば医療費の総額は自然に増加する。しかし、各国の総医療費(対GDP比)の増加と、高齢者の割合(高齢化率＝六五歳以上の全人口に占める割合)を比較検討すると、高齢化率の上昇が総医療費の増加を説明しているとはいえない。過去約五〇年に医療費の対GDP比は大きく増加してきた。しかし、前頁の図に示したように、最も増加傾向の強い米国では、実は高齢化率はそれほど高くはない。むしろ先進諸国の中では、高齢化が最も進んでいる日本の医療費対GDP比が一番低い。したがって、人口の高齢化は医療費の高騰する主要因ではないことは、この変化からも明らかである。

第二の理由は米国の医療制度、とくに医療費をどのように負担するかの違いによるものだ。第1章でも述べたように、米国では医療を個人が自由な判断で購入するサービスと見なしている。提供者(病院)と顧客(患者)がサービス(医療)の品質についての共通の情報を前提に、自由な立場でなされるべき経済活動の一つであると考えられている。しかし、医療をこのようなものと見なせないのは、医療には一般の市場取引のような医療の提供者(売り手)と患者(買い手)との自由で対等な取引が成り立たないからだ。医療にはあらかじめ価格を予測できない不確実性があり、また医師と患者の間に、病気に関する情報量の大きな違いがあって、医師が圧倒的に情報を独占する非対称の状態にある。

病気になった患者は、最初は風邪のような軽い病気と思って医師を訪れても、ときにはそれが重症の肺炎の初期症状であったり、あるいは肺がんの症状であったりすることは日常的に起きる。八百屋にミカンを買いに行ったら、店の主人から「いやいや、あなたに必要なのはメロンですよ」と言われるようなものだ。また、病気にかかった患者は、自分の病気が結局どのようになっていくのか、どのような治療法の選択肢があるのかは、まるでわからない。

命の危険が迫っているときに、どのような治療を選択しようかと、自分の財布と相談をして冷静な判断ができようか。このような状況にあるとき、自由競争に基づく対等の売り手と買い手との間にあって適切な価格調整に働くとされる「見えざる手」の作用は期待できない。

もし医療を単純な売り手(病院)と買い手(患者)の取引だと考えれば、売り手はできるだけ高く売ろうとし、買い手はそれが高いのか安いのか、適切なのかそうでないのかは定かにはわからない。そして、売り手はできるかぎり病院の収益を上げ、自分の給料も確保した上で、病院の株主にも配当をしなければならないとなれば、医療費は自然に高い方向に動いて行く。医療費を妥当なレベルに保とうと考える良心的な医療機関や、慈善活動で医療費不足をカバーしようする医療機関はあっても、結局は金儲け主義の勢力が他を圧倒して、本来もっていた医療の良心的な面は駆逐される。医療費の高騰は、医療を市場的な制御のみに委ねればどこでも発生することなのだ。

米国における医療費高騰のメカニズムをよく理解しておくことは、今後のわが国における医療制度設計の選択にとても重要となるだろう。

中国では、キューバでは

米国のように医療を市場の制御に委ねる国は多くはないが、アジアにもそういう国がある。現状において、実態としてそのグループに近い中国では、医療費の高騰と医療の著しい格差に苦しんでいる。二〇〇八年末、深圳《しんせん》市のある病院で乳児が置き去りにされる事件が相次いで起きた。一人は急性リンパ性白血病、もう一人は先天性の心疾患で、親が医療費の負担ができないために置き去りにしたと見られている。その一方、同じ年に富裕層を対象とする健康診断ツアーが、費用三〇〇万円で売り出された。

中国では富裕層と低所得層の間の所得格差が大きく、都市と農村との格差も大きい。都市部でも、公的医療保険制度が不十分な上に、都市戸籍をもつ者を対象とする都市従業員基本医療保険制度と、農村戸籍をもつ者のための農村合作医療制度との間には大きな差があり、後者の保障はまったく不十分だ。医療費の高騰のために、医療を受けるのが難しいだけではなく、受けられたとしても支払いができなくなる「看病難、看病貴」が社会問題となっている。

中国では病院のほとんどが政府によって運営される公立であって、医師もほとんどは公務員だ。しかし、政府が医療に対する支出を削減し、そのために個人負担が増加していること、病院で過剰診療が横行していることによって、医療費の高騰が制御できないレベルに達している。医療費の単価は政府によってコントロールされているものの、過剰な投薬や検査が横行し、「検査漬け・薬漬け」がとどまるところを知らない。政府からの補助金の割合が少ないので、公的病院といえども、その経営の良し悪しは、患者からいくら取れるかにかかっている。医師の給与もその成果によって決まるので、「看病難、看病貴」の状態はどうにも止められないらしい。医療提供体制が公的であっても、医療費を単純に市場的に解決しようとした結果だと言わざるをえない。

一方、中国と同じ社会主義国ながら、キューバの場合にはは様相がまったく異なる。

「悲しい事実を伝えよう。もしも、米国の乳幼児死亡率がキューバ並みであったならば、わが国〔米国〕は一年で二二一二人の子供を救うことができただろう。そう、キューバと同じならばだ。国民はわが国の医療制度が世界一だと思っているが、ＣＩＡの最新世界調査レポートによれば、米国で新生児が生き残れる確率は、貧しい独裁国家とされるキューバ以下なのだ。」

これは、二〇〇五年一月、ニューヨーク・タイムズ紙に「ヘルスケア？　キューバに尋ねてみるがいい」と題して掲載された記事の一部である。キューバでは、限られた医療資源をプライマリケアと予防医学に徹底的に重点配分する政策で、充実した医療を実現している。貧しい開発途上国とは思えないほどの充実ぶりだ。ワクチン開発や独自の新薬の開発にも力を入れていて、先端医療のレベルは決して高くはないものの、国民にあまねく医療を提供するという体制を実現している。吉田太郎の『世界がキューバ医療を手本にするわけ』では、貧しいながらも政府が国民の健康を重視している様子が描かれている。

医療を受けることは国民の権利とみなされ、医療費は基本的に無料だ。また、低廉な医療であるが、国の戦略として医師をはじめ医療人の育成に力を入れており、医療のかかりやすさ(アクセス)はとても良い。国際医療支援のために世界中を飛び回る、若い女性のキューバ人医師による「キューバは日本と同じく高齢化が進んでいますが、高齢化は誇りに思っています。開発途上国でも八〇歳に届こうとしているのです」という言葉には、医療人としての誇りが感じられる。

健康保険の財政事情

日本の医療保険制度

毎年上昇しつづける医療費のために、健康保険の財政が危うくなってきた。これまでも健康保険の財政問題は何度も繰り返して発生している。ここで、日本の国民皆保険の現状がどうなっているのか、全体像を見てみよう。

日本の医療保険制度は、会社などの職域をもとに形成された組合健康保険と、各市町村が運営する地域保健である国民健康保険に大別される。会社が大きい場合には、それぞれが独立の健保組合によって運営される。これが組合健保であり、全国に一四〇〇ほどの組合があって、加入者は約三〇〇〇万人である。小さな会社などの場合には、全国健康保険協会がそれを一つにまとめた協会健保に入る。加入者は約三八〇〇万人。

国民健康保険(国保)は全国約一九〇〇の市町村などが保険者となり、約三八〇〇万人が加入している。この他に、公務員などが入る共済組合が八五あって、約九〇〇万人が加入している。七五歳以上の後期高齢者は、すべて後期高齢者医療制度の下にあり、加入者は約一五〇〇万人。

以上で合計約一億三〇〇〇万人となり、二〇一二年のわが国の総人口にほぼ一致する。たしかに国民皆保険が実現していることがわかる。

日本の国民は、このように制度に加入し、医療費の給付を受けることになっている。そして、どの制度の下にあっても、小学生になってから七〇歳になるまでの間は医療費のうち三割を負担し、残りの七割の医療費は保険が支払う。小学校入学前と七〇歳から七五歳になるまでの医療費負担は二割(ただし、二〇一四年まで七〇~七四歳は一割に据え置き)、七五歳以上は一割負担となっている。この他に、個々人の収入によってその上限額に違いはあるが、医療費が非常に高くなった場合には、高額療養費制度があって、その上限額より上の医療費は保険が支払ってくれる。このように、日本の医療は皆保険制度の下で、国民にとっては比較的わかりやすく運営されている。

医療費の負担

では、医療費は全体としてどのように負担されているのだろうか。医療費は保険料、税金と患者個人の負担分によってまかなわれている。その割合はおおよそ、保険料が全体の五〇%、税金が三八%、患者の個人負担が一二%である。それぞれの健康保険がどのように運営されているかは、実際には複雑だ。税による負担(公費負担)はそれぞれの必要度に応じて細かく調整されている上に、組合健保、協会健保、共済組合などからは、後期高齢者支援金が後期高齢者医療制度に拠出されている。さらに、前期高齢者に対しても給付金が拠出されていて、お互いの負担関係は複雑である(後述)。

健康保険による給付はどの健保に所属していても同一なので、個々人の負担も、その収入に応じてほぼ同様の額ならば、大きな問題はないかもしれない。しかし、実際にはそうではない。健康保険間の所得に対する保険料負担率には大きな開きがあり、問題となっている。これをできる限り均一化した方が望ましいことは明らかだが、そのためには、すべての国民の所得を公平かつ正確に把握できるシステムが必要となる。これは言うは易く行うに難いことであり、実際には実現していない。

だからといって、保険料率をどんどん上昇させるわけにはいかない。とくに国保において、保険料を納付できない被保険者が増えていて、このまま放置すれば「国民皆保険」が名ばかりのものとなる可能性さえある。しかし、保険料を納めないからといって、医療を受けられなくすることはできない。幸い、保険料を納める人の割合(収納率)は国保では八九％で、前年より少し上昇しているという(二〇一三年のデータ)。

それぞれの健保の平均保険料率は、二〇一三年現在、組合健保が収入の五・〇%、協会健保が七・二%、市町村国保が九・七%、共済組合が四・九%となっている。しかし、高齢者割合の非常に高い市町村国保では、収入が現役のときよりも低くなり、医療費は高くなる高齢者を沢山かかえる。したがって、市町村の高齢者の割合や健康増進のための保健活動の違いなどによって、保険料率にも大きな違いがある。

毎年増大する医療費をまかなうために、各保険ともに保険料率を上昇させてきたし、それに連動して、それを上回る公費負担の増額をおこなってきた。現在、協会健保では医療給付費の一六・四%、国保では五〇%が公費から出ている。さらに、それぞれの健保からは、前期高齢者(七五歳未満)に対する納付金という形で財政調整がされている。後期高齢者に対しては、各健保から後期高齢者支援金という形で医療費の四〇%が拠出されている。支援金の総額は、組合健保や共済組合の年間保険料総額の約四〇%を越える重い負担となっている。

以上のような財政事情のために、最も財政状態が健全なはずの組合健保でも、全体としては二〇〇八年以来、六年連続の赤字財政となり、赤字の累積額は二兆六〇〇〇億円にもなっている。国保では全体の赤字が三〇〇〇億円だ。協会健保は保険料率の大幅引き上げと、賃金の下落幅が見込みよりも小さかったこともあり、大きな赤字ではないが、財政が好転したわけではない。

国民皆保険を支えるどの保険も財政事情は苦しい。そのような状況の中で、財政基盤の最も弱い高齢者の保険制度に対して大きな財政的支援がおこなわれている。これは皆保険全体を支えるためには避けがたいことだ。今後の医療制度を財政的にどう支えていくか、われわれにとって切実な問題である。

医療費抑制の流れ

変わる病院のあり方

国民医療費が増大し、その負担をどうするかが大きな政治的課題になる一方で、医療費を含めた社会保障費をどうにか抑制しようという動きが強くなってきた。「小さな政府」を目指し、社会保障よりも「自己責任」を主張する勢力は、当然、社会保障予算の削減に熱心だ。

二〇〇一年に始まった小泉政権のもとで、国民医療費の伸びを抑制するために、毎年予測される国民医療費の自然増(例年約一兆円とされる)を、毎年二二〇〇億円削減する自然増抑制政策がとられた。それまでも、二年ごとにおこなわれる診療報酬の改定では、薬価の抑制によって医療費が抑えられてきた。さらに二〇〇二年には、医療費の本体部分(医療の技術評価)の切り下げが初めておこなわれ、医療費総額は二・七%切り下げられた。医療費総額は二〇〇四年、二〇〇六年、二〇〇八年の改定で連続して切り下げられ、二〇〇六年には医療費本体の切り下げが再度おこなわれた。

医療費が政府の新自由主義的な政策によって切り下げられつつあったちょうどその時期は、一方で日本の病院のあり方が大きく変わりつつある時期でもあった。戦後の混乱から再生してきた医療制度の中で、日本の病院は他の先進諸国とは少し異なる発展をした。西ヨーロッパ諸国のように税金や公的医療保険で医療費をまかなう国では、病院のほとんどは公的設置形態のもので、病院の職員は公務員だ。また、医療を個人の購入するサービスと考える米国では、医療費は個々人が加入する民間保険が支払い、病院はそのほとんどが私的な団体が運営する。医師や看護師も、もちろん民間人だ。ところが日本では、医療費は公的医療保険、病院はその大部分が民間の経営によるという制度を採用している。つまり、医療費については公的に、医療提供については私的におこなうという体制になっている。

戦後の貧しい時期を経て、高度経済成長の時期に、民間資金によって全国津々浦々に医療機関が設置され、「どこでも、いつでも、だれでも」の医療提供体制が整備された。別の表現をすれば、医療への「アクセス」は重視されたが、医療の「質」の向上までは手がまわらなかった。ところが、医療の安全や患者の権利の尊重が社会的に強く意識されるようになり、医療の「質」の向上がこれまでになく要求されるようになると、日本の医療はたちまち困難に直面した。

病院医療の危機

日本を除く先進諸国では、医療の「質」を向上させるために、医師をはじめとする医療従事者の教育体制の改善につとめ、厳格な専門医制度などの資格制度によって医療レベルの底上げをはかってきた。患者の権利の尊重のために、従来の医師を中心とする医療から、患者によく説明をし、患者が納得した上で治療を進める医療への変革も進んでいた。また、医師だけではなく、他の職種が医療に参加するチーム医療の推進や、病院と診療所との役割分担と連絡体制の整備も推進された。その一方で、病院機能を強化するため、診療内容の集中化や集約化も必要とされた。病院機能を急性期医療に集中するため、集中した医師や看護師が高度な医療機器を使って治療ができるように、病院のあり方を変換してきていた。

その一つの表れが、病院の平均在院日数の短縮だ。限りある病院の施設に漫然と患者を入院させるのではなく、できるだけ高度な機能を集中させせた少ない施設で大勢の患者を治療できるようにする必要がある。そうでなければ、せっかくのマンパワーと高度な医療機器が活用されない。ということで、急性期病院の平均在院日数はどんどん短縮されてきた。

他の先進諸国は、この動きが一九六〇年代から始まっていたが、日本ではそれが遅れに遅れて、二〇〇〇年頃からようやく進みはじめた(第3章でもこの問題に触れる)。ところが、そうなると病院は今まで以上に仕事が増えるので、医師も看護師も多忙となる。社会の批判に応えるためには、医療の安全に十分注意をする体制づくりも必要だ。患者の権利を尊重するためには、今まで以上に患者にくわしく病状や治療方針についての説明をして、了解をしてもらわなければならない。一方で、このとき政府は医療費の伸びを厳しく抑制し、医療費を削減していた。このようにして病院は、診療報酬が削減されるなかで、医療の「質」を上げる努力をしなければならないという難しい課題を負うことになった。

医療に相当な余裕があり、医師や看護師がのんびり仕事をできていたのであれば、こうした要求にも耐えられたのかもしれない。しかし、すでにそれ以前から、急性期病院は戦場のような状態となっていた。一九九九年に横浜で起きた患者取り違えは、そのような状態のなかで発生した事件であった。このようにして「医療崩壊」とも言われる病院の危機が全国的に拡がったのである。

二〇〇九年に政権が民主党に代わった後に、医療費の持続的な切り下げは終了し、二〇一〇年の診療報酬の改定では、薬価を切り下げ、本体部分を切り上げて、ごくわずかながら全体の総計で診療報酬の切り上げもおこなわれた。また、個別の診療報酬については、病院医療に比較的有利な値上げもおこなわれたので、病院の経営はひと息つける状態となった。

社会保障費、とくに医療費をどう負担していくかは、政治の影響を受けやすい。しかし、イギリスのサッチャー政権による取組みや、小泉改革での医療費削減が結局、医療の荒廃を招いたことを肝に銘ずるべきだ。医療費には削減可能なムダがあったとしても、その大部分は国民が必要としている経費であり、見通しもなくやみくもに削減をおこなえば、さまざまな不都合が起きて、結局不利益をこうむるのは国民である。必要な医療費を今後どう負担していくのか、冷静に議論をおこなっていくべきだ。

市場主義医療のパラドックス

米国医療の弱点

米国は医学の研究レベルの高さでは、世界の中でも抜きんでていて、他の国ははるかに及ばない。また医師の教育の質の高さや教育システムの良さも世界一だ。新規の医薬品や医療機器も米国で生み出されたものが圧倒的に多く、全世界に輸出されている。米国の医療は経済の繁栄を支える一大産業になっている。日本も医薬品や医療機器を大量に輸入している(くわしくは第4章で述べる)が、その多くは米国で、あるいは米国企業が他国で生産したものだ。

米国の医療が世界最高であることに間違いはない。しかし、一方で大きな医療格差という問題をかかえているのも事実である。富裕層には快適で高度な医療が保証されている。大きくしっかりした会社に勤めていれば、通常は会社が医療保険を負担してくれる。それが十分な範囲をカバーする保険であれば、あまり問題は生じない。しかし、保険のカバーする範囲に制限があったりすれば、仮に保険に入っていたとしても、その制限を越える額は自己負担となる。その負担額はしばしば非常に高額で、もしがんのような大きな病気になれば、実際には無保険と変わりのない状態になってしまう。

医学の研究と教育のレベルでは他に比類のないほど高度な米国において、医療を受けるとなると、限られた人でなければ医療費の負担につねに怯えていなければならない。さて、これは果たしてどういうことなのだろうか？　これでよいのだろうか？　実は、米国の医療の現状は「市場主義医療のパラドックス」に陥っているということができる。

オレゴン・プラン

現時点で最も標準的で体系的な日本の医療制度の教科書である島崎謙治の『日本の医療　制度と政策』は、「オレゴン・プラン」の話から始まる。

米国オレゴン州で白血病の少年が、骨髄移植を受けられないまま亡くなってしまった。第1章でも述べたが、米国には高齢者を対象とするメディケアの他に、低所得者向けのメディケイドという公的保険制度がある。この少年の家庭はメディケイドの対象だった。当時、オレゴン州では財政的な理由で、臓器移植に対してはメディケイドからの支払いを制限していた。少年の家族は骨髄移植へのメディケイドの支払いを復活するよう州政府に請願をおこない、医療費の募金活動も始めていた。しかし、請願は受け入れられず、少年は治療を受けられないままに、わずか七歳で亡くなってしまったのだった。

この事件は全米で報道され反響を呼んだ。医療資源の適正な配分とは何かという、医療の根幹にかかわる問題だとして、オレゴン州議会では真剣な議論がなされ、改革案が採択された。その中で、医療行為について、その効果とかかる費用を測定し、その結果を順番にならべ、ある番号より下については保険給付の対象外とするという、のちに「オレゴン・プラン」と呼ばれることになる条項が注目されることになった。

これを簡単に言うと、次のようになる。安くて効果の高い医療が一番よく、値段が高いのに効果の少ない医療は悪い。安くても効果の少ない医療と、高いけれども効果抜群の医療をどのように評価するかは難しい問題だ。そこで、医療の効果を判定するある一定の計算方式をあらかじめ決めておく。そのために、治療をおこなった場合の健康状態の質を、完全な治癒に一・〇〇、死亡に〇・〇〇という評点を付けて、その間の数値で表す。

たとえば、治っても腹痛を伴う状態ならば〇・七四七という評点を付ける。これに対して、その治療法の費用で割り算をすると、その治療法の費用対効果の数値が出る。その数値を高い順に並べ、ある順番で足切りをして、それ以下の医療については保険給付外とする。増大する医療費と制限ある財政とを睨んでの、ある種の割り切り策だが、さて、こういう仕組みをわれわれ日本人は受け入れることができるだろうか。

医療費削減の方策

この他にも、医療費を削減するための、さまざまな考え方がある。医療のムダを省くということは、まず考えるべきことだろう。大体ムダを省くというスローガンは、どのような場合にも反対者のいないスローガンだ。しかし、まさに言うは易く行うは難い。診療情報が電子化され、莫大な量の患者情報がデジタル情報となれば、それをビッグ・データとして解析して、医療の現場のさまざまなムダを省く工夫ができるようになるのではないかと言われている。医療に関する情報を分析することの重要性は、すでによく知られているが、日本ではまだ十分に進んでいるとはいえない。

明らかに有効な方法は、高い医薬品に代わって、比較的安価なジェネリック医薬品を選択するという方法だ。医薬品を作り出した製薬企業は、その医薬品を独占的に販売できる特許権を取得している。しかし、一定の年限(二〇年)が来て特許が切れると、他の会社が同じ薬を製造して販売することができるようになる。最初に売り出された薬を先発医薬品と呼び、あとで売り出されるものを後発医薬品と呼ぶ。この二つの製造方法はまったく同一ではないが、有効成分の一般名(generic name)は同一なので、後発医薬品は「ジェネリック医薬品」とも呼ばれる。先発医薬品に比較すると、研究開発に多額の研究資金を必要としないだけに、ジェネリック医薬品は安価で、その分医療費の節約になるはずだ(第4章でもこの問題に触れる)。

これとは少し違うが、保険の免責という方法もある。免責とは、一定額を医療保険の対象から除外して患者の負担とする仕組みである。医療費のうち一定額、たとえば一〇〇〇円を患者負担とし、それを越える部分についてはこれまで通り保険が負担する。この方法は、患者の受診抑制を促すので、医療費の削減につながるというわけだ。しかし、この方法では、本来受診するべき患者が受診しなくなって重症化を招き、かえって医療費がかさむことも起こりうる。結局、総医療費を増大させる可能性が高くなるという推定結果もあり、日本では導入されていない。

皆保険を前提にしつつも、その適応範囲を限定し、ある限度を越えた高額の医療を私費負担とする方法を主張する人たちもいる。私費負担の部分については、各個人は個人の判断で、民間保険を購入して、それで負担してもらえばよいという考えである。皆保険が支払う部分は、すべての人が公平に受けられる医療、それを越える部分は各人が自分の財布と相談して購入するオプションと考える。医療費の公費負担部分を減らして、自己負担を増加させれば、税金で負担するべき医療費は大いに制限される。皆保険の部分は皆保険で、それ以外を私費で負担する方法は「混合診療」と呼ばれる。実際には、混合診療には大きな問題があるが、それを熱心に支持している人たちがいることも事実だ。この問題は、次の節で論じてみたい。

西ヨーロッパでは、すべての国の医療制度改革の方向において、新自由主義的な理論に基づいて、公的支出の削減あるいは抑制と競争による効率化が模索されてきた。そして、医療費全体を抑制するのではなく、公的に支援する部分を限定的に留め、それを上回る部分を民間部門に付け替えるべきだという主張がさかんになされるようになった。これから述べる「混合診療」の議論と類似した話である。

民間部門に委ねることにより市場的競争を促し、それによって価格を低下させ、また医療の質を向上させることができる。これが、新自由主義的な医療制度改革のスローガンだ。しかし、市場的競争の導入によって医療費がさらに高くなる事態や、利用面での大きな格差が生じるというパラドックスが発生する。このことは、すでに米国の医療の経験や、米国と似た医療制度を導入した国の経験でよくわかってきている。こうした「市場主義医療のパラドックス」は、市場による効率化というスローガンが、それとはまったく逆の結果を生む恐るべき現象だ。しかし、いずれの国でも、この憂鬱な改革手法の選択を迫られており、またその方向での改革は当然ながら良い成果をもたらしてはいない。

フランスの医療経済学者ブルーノ・パリエは、医療制度についてコンパクトにまとめた著書の中でこう述べて、現在の流れを批判している。「我々は平等性を犠牲として自由と快適さを選択したのだ。医療費を管理する必要性を大義名分として、社会的格差を拡大させ、医療費全体を膨張させる恐れのあることがわかっている改革手法を選択するとは奇妙ではないか。」

手痛い歴史の教訓

混合診療の全面解禁

保険制度の財政的問題を解決するために、本当に困っている人には国が救いの手をさしのべ、それ以外の人は民間保険で自らを守ればよいとする見解もある。いまある皆保険制度を全部廃止するのではなく、その基本部分を守り、それを越える医療については患者の自由な判断で医療を受けられるようにする。基本部分を越える部分は、もちろん患者自身が負担することになる。保険医療の部分をできるだけ高いレベルに維持し、それを越える部分についてだけ患者が自分の判断でお金を払うのであれば、それはそれで良いのではないか、合理的でないかと思わせる方法だ。これが混合診療問題であり、これまで何度も繰り返されてきた議論だ。混合診療に対しては、医師の諸団体は従来から強く反対している。一方、経済界は全面的に解禁するべきだと強く主張している。では、混合診療にはどのような問題があるのだろうか。

一般の商品を買う場合には、それぞれが自分の財布と相談して、自分のニーズに一番合ったものを選ぶだろう。大部分の医療費は皆保険制度で支払ってもらい、それを越える医療を自由な選択とするのは何か問題があるのだろうか。本来、自由主義経済のもとにある日本では、混合診療を認めた方がより合理的だし、そうでなければ価格を政府が統制する制度となってしまうのではないか。このような意見が聞こえてくる。

一方、「混合診療」を導入するべきではないという意見を、医師の諸団体は主張している。しかし、その説明は必ずしもわかりやすいものではない。二〇一三年七月六日付けの朝日新聞に、フリーライターの早川幸子が書いた記事〝「混合診療」にまつわる三つの誤解を解く〟が掲載されている。この記事では、①日本の医療制度は融通がきかず硬直的だ、②自由診療の方がよい治療を受けられる、③「混合診療」を全面解禁した方が国民負担は軽くなる、という三つの誤解に対して答える形式をとりながら、「混合診療」の問題点をわかりやすく解説している。

制度が融通がきかず硬直的だという誤解①に対しては、「保険外併用療養(先進医療)」という制度があることを述べている。がんや難病を患っていて他に治療法のない患者には、健康保険が適用されない治療でも試したいという人はいる。そのような場合、安全性を確認した上で、将来保険診療に組み込むことを前提として、患者の自己負担と健康保険を組み合わせて支払うことを認めている。このように、すでに健康保険と自費を混合する診療は部分的に認められているのだが、正しく理解されず、「日本の医療制度は硬直的だ」といった誤解を生んでいる。

医療は病気やケガを治すのが目的だが、治療には少なからず身体にダメージを与えることがある。そのため、新しい治療法は厳しいテストを経て、安全性と有効性が確認される。その手順を経て初めて、医療現場で使われるような標準的治療法となる。ところが、「混合診療」を無制限に認めると、医学的に根拠のない危険な治療法が大手を振ってまかり通ることになる。それでは、医療の質と安全性という、最も重要な医療の前提がないがしろにされることになる。自由診療の方がよい治療が受けられるという期待は誤解(誤解②)であることがわかる。

「保険外併用療養費制度」において、保険外の治療法の費用を患者が全額負担するのは、保険承認されるまでの経過的な措置だ。優れた治療法であれば、いずれは、だれもが健康保険の中でその治療を受けられるようにするのが目標だ。ところが、「混合診療」を全面解禁した場合、健康保険で治療を受けられる範囲を広げていくという流れは進まなくなる。

必要性が高く、高価でも売れる薬などを開発した場合、企業の中には、保険適用をめざすより、自由に価格を決められる自由診療で売っていくことを選択するものが現れる。当然価格は高めに設定されることになる。そうなっても、患者には医療費のうちどれが保険の範囲で、どれが自由診療の支払いに当たるのかは、とてもわかりにくい。そして、医療費は高騰し、医療の格差が大きく広がっていく。「混合診療」を全面解禁した方が国民負担は軽くなるという期待は、大きな誤解(誤解③)であることがわかる。

このように問題を含む「混合診療」だが、これを解禁すれば、どのような結果となるかについては、すでにわが国には歯科の分野での経験がある。それは、手痛い歴史の教訓というべきものだ。

歯科の「混合診療」

一九六一年の国民皆保険制度の実現の後、医療は驚異的な進歩を遂げ、医療費も急激に増大してきた。その増大を何とか経済の高度成長が支えてきたものの、永く続くものではない。さらに新しい医療技術の進歩をどのように健康保険制度に組み込んでいくか。診療報酬制度について最も強い発言力をもっていた日本医師会の基本的姿勢は、医学の進歩によってもたらされた新しい治療法を健康保険の対象とするように強く要求していくことだった。時には、新技術が健康保険の対象となった当初には、患者数も少なく、保険の単価では引き合わないこともあったが、基本は保険収載《しゅうさい》(保険の対象とする)を目指すことであった。それがかなわない場合には、時期が来れば保険に取り入れることを前提にした「保険外併用療養(先進医療)」を制度として組み入れることとした。これは国の評価により保険収載の候補として、制限付きで認められた一種の「混合診療」だ。

一方、歯科においては、診療の中に占める補綴《ほてつ》(歯の欠損を義歯やクラウン、ブリッジなどで修復する技術)の割合が大きく、この診療報酬が保険適応となって安く設定されることを恐れたためか、保険収載を拒み、むしろ歯科医師が見積もった総額と保険適応の技術との「差額」を歯科医師が自由に決めて徴収してよいという制度を推進した。歯科の医療は、医科の医療とは対照的に、保険制度から離れる「脱保険路線」を選択し、「混合診療」を全面的に取り入れる方向に進んでいった。

この方式は一九六七年当時の厚生省保険局長の通達から始まり、一九七六年の中央社会保険医療協議会(中医協)において、日本歯科医師会のメンバー欠席のもとでその通達が廃止されるまでつづいた。この歯科分野の「脱保険路線」が、歯科の領域に限定されたとはいえ「混合診療の全面的解禁」の一〇年以上にわたる経験であり、それは手痛い教訓となった。

もし歯科の診療で、比較的安く設定された保険診療と、自由に価格が設定できる自由診療を組み合わせるとなると、どのようなことが起きるのか。

医療のことを知らない患者にとっては、自分の歯の治療には何が適切なのかを判断することはできない。したがって、通常は歯科医師が「必要だ」と言う治療法を受け入れるしかない。そこに、歯科医師が自由に設定できる「差額」なるものがあれば、不心得者の歯科医師がいたとすると、次のようなことを考えるだろう。①差額でも保険でも診療費を二重に請求する、②保険でできる治療を、保険がきかないと偽って請求する、③差額分を非常に高く請求する、④保険ならば待ち時間があるが、差額を支払えば早くできると偽る、⑤事前に保険外の治療の範囲を説明せずに、治療終了後に差額を請求する。

そして、このような問題がすべて、現に頻発したのである。先進的で効果の高い治療法は積極的に保険の対象とすることが、本来健康保険には求められる。それを放棄し、一部の価格を自由に設定できることにすれば、自由に設定できる部分がどんどん肥大し、患者にとっては大きな不利益となる。不利益はやがて、値段の高い医療を受けようとする富裕層だけではなく、患者全体に及んでいく。歯科医療における経験は、医療の中の一部の経験ではあるが、貴重な歴史的教訓だ。

問われる価値観

ビスマルクの医療保険制度

厚生労働省が毎年公表する厚生労働白書の二〇一二年度版(平成二四年度版)は、これまでになく売れ行きが好調だったらしく、発売されてしばらくすると入手するのがだんだん困難になってきた。なぜそんなに売れたかというと、この二四年度版は「社会保障を考える」と題して第一部の約二五〇ページを社会保障の解説にあて、その内容が教科書的なテキストとしてとても良くできているかららしい。幸い今は、その内容は厚生労働省のホームページを開くと、いつでも読むことができる。

白書の最初の章は「なぜ社会保障は重要か」という題で、社会保障がどのように生み出されてきたかが説明されている。社会保障は、発達しつつあった近代産業資本主義社会の中から生み出されてきたものである。その目的は、単純に恵まれない人々を救済することにあったというよりは、当時の産業資本主義の発展にともなう社会の矛盾や不満を緩和し、社会の安定と国家の発展を支える制度として工夫されたと見る方が適切だ。

その制度化に大きな役割を果たしたのは、プロイセンの宰相ビスマルクである。プロイセンは急激な重工業化に成功し、一八六六年にはオーストリア帝国に戦争をしかけて勝利する。一八七〇年にはフランスとの間で普仏戦争が勃発。プロイセンの工業生産力の発展による野戦砲と鉄道網を駆使してフランスを圧倒した。フランス軍はセダンの戦いで包囲され、ナポレオン三世はみずから捕虜となってしまった。一八七一年一月にパリが陥落し、プロイセン王ヴィルヘルム一世はパリのヴェルサイユ宮殿で戴冠式を挙行してドイツ皇帝に即位した。

そして、ドイツ帝国では鉄血宰相とも呼ばれる冷徹なビスマルクが首相となり、国の運営を一手に引き受けた。当時のドイツは産業資本主義が隆盛を迎え、一方でその社会的矛盾が社会主義的革命運動を誘発する原因となっていた。その背景には、ヨーロッパ諸国で革命的な社会運動が頻発していたこともある。

ビルマルクは軍事力でドイツ帝国を敵国から守ると同時に、重工業を支える労働者を疾病から守り、さらに社会主義革命から社会と国の体制を守るという必要があった。選挙によって社会主義政党が躍進しつつあるのも、政府主導の社会保障政策を推進する大きな理由となった。

このようにして、世界でも最初の医療保険制度がドイツの重化学工業の労働者を対象に作られていった。このような経緯を考えると、社会保障はその出発点においては、社会主義の一部ではなかったし、社会主義に向かって進む過程とはまったく違っていたことが理解できよう。

なお、明治政府が派遣した岩倉使節団がヨーロッパ諸国を歴訪したときに、ドイツはまさに普仏戦争に勝利した直後だった。滞在期間は一カ月にも満たなかったが、使節団は面会したビスマルクの説くところとドイツ帝国の隆盛のありさまに大いに感銘を受けた。その後、日本は良きにつけ悪しきにつけ、ドイツから国の制度設計に大きな影響を受けることになる。

低負担の日本

ある国がどのような基本政策を採用するかを、税金と社会保障負担の合計(負担)が高いか低いか、そして社会保障を含めた公的サービスのレベル(給付)が高いか低いかで分類をしてみると、①高負担・低給付、②低負担・高給付、③高負担・高給付、④低負担・低給付という四つの選択肢が想定できる。

まず「①高負担・低給付」では、国民が負担した分を別の目的(貴族の贅沢や戦争の準備)に使うということであって、受け入れられない。このような収奪的な国家運営を無理につづけようとしてもまず不可能で、やがて大きな混乱(暴動や革命)が起こるだろう。それが歴史の教訓である。一方、「②低負担・高給付」は、国民にとっては大いに望ましい。しかし、この場合は、たとえば自国の地下に原油など莫大な資源があり、それを外国に売って費用にあてられるようでなければ実現しない。日本や西ヨーロッパの先進諸国には望めない。したがって、残る「③高負担・高給付」と「④低負担・低給付」が、医療政策の現実的な選択肢ということになる。言い換えれば、③は「大きな政府」の選択であり、④は「小さな政府」の選択だ。

これは別の見方をすれば、ある国の負担の程度を表す指標があり、それを使えば各国の基本的な政策(国のあり方)を比較検討できるということである。「国民負担率」は、そうした比較検討のために使われる指標のひとつだ。

国民負担率とは、国税と地方税を合わせた租税負担と、年金や医療保険などの社会保障負担の合計の国民所得に対する割合である。さらに最近では、国民負担率に、その年度に負担されるべき財政赤字分の国民所得に対する割合を加えた「潜在的国民負担率」を使うこともある。国際的には、国民負担率の計算には、国の経済的指標として国民所得を使う代わりに国内総生産(GDP)を使うべきだという考えもある。

財務省は国民負担率の年度ごとの変化と、国際的な比較を毎年公表している(財務省ホームペ

国民負担率の国際比較

イタリア	62.0%
フランス	60.0%
スウェーデン	58.9%
ドイツ	50.5%
イギリス	47.3%
カナダ	42.6%
日本	38.5%
韓国	33.6%
米国	30.9%

＊平成25年財務省公表データより抜粋

ージ）。その統計を見ると、日本の国民負担率は一九七六年の二五・七%から年々上昇し、一九九一年に三八・四%のピークとなり、その後少し低下し、以後は三五%から四〇%の間を変動しながら推移している。表からもわかるように、ほぼ四〇%という日本の国民負担率は、OECD加盟三三カ国の中ではかなり低い方だ。イギリスは四七・三%で、他の西ヨーロッパ諸国よりは低いものの、日本よりはるかに高い。一方、米国は三〇・九%と非常に低く、韓国の三三・六%より低い。OECD諸国の中で、米国より低いのはチリの二八・一%、メキシコの二一・二%だけだ。

政府の大きさを比較するのに、人口当たりの公務員数もよく用いられる。「大きな政府」の国は自然に大勢の人手が必要になり、公務員が多数必要になる。結果として、人口当たりの公務員数が多くなるはずだ。

内閣府の二〇〇六年の調査によると、日本の公務員の数はかなり少ない方だ。公共的セクターの職員の数をできるだけ幅広く捉える必要があることから、各府省の職員や地方自治体職員のみならず、公社公団、政府系企業、地方公社・地方公営企業職員も含めて計算し、英仏米独の四カ国と比較してみよう。以上の公務員の定義によると、日本の公務員数は約五三八万人である。これは、人口一〇〇〇人当たりでは四二人に相当する。一方、イギリスは九八人、フランスは九六人、アメリカは七四人、ドイツは七〇人。日本の公務員数の水準は相対的にかなり低いことがわかる。二〇〇八年の総務省統計局の調査でも、人口当たりの公務員数は先進諸国の中では韓国とならんで非常に低く、西ヨーロッパの諸国のおよそ半分に過ぎない。

大きな政府・小さな政府

以上の統計から、日本は国民負担率が低く、公務員の少ない「小さな政府」のグループに属する国であることが明瞭にわかる。では、この「小さな政府」の国としての現在の日本の姿は、国のあり方として適切なのだろうか。「小さな政府」をさらに徹底して、もっと小さな政府を目指すべきなのだろうか。「小さな政府」を徹底しつつ、医療・介護や年金を充実させよという意見は、願望としてはありえても、まったく現実的でないことは明らかだ。では、「大きな政府」がよいのだろうか。この問題は、日本だけでなく世界各国で国民的な争点になってきた事柄である。

第二次大戦後の日本は、傾斜生産方式（戦後の復興に必要な産業に重点的に公的投資をする政策）

や護送船団方式(経営能力の最も低い事業が落伍することなく存続するように政府が業界をコントロールする方式)で産業界をコントロールし、経済の高度成長を達成してきた。しかし、ヨーロッパでの企業国有化政策が行き詰まりを見せた一九七〇年代に、政府の硬直性が強い批判の対象となった。一九九〇年代にはソビエトの失敗が明らかとなり、社会主義的な政策の不合理性を強く印象づけた。政府の中の少数の優れたグループが賢明な政策を選択すれば、すべてがうまくいくという仮説(ハーヴェイロードの前提)は成立せず、結果として国民生活の改善とは相容れない裁量的な行政がおこなわれることになる。政府はつねに経費を増大させる方が行政が容易となるため、自然に国家予算の膨張を招く。そのような公営の事業ではコストの削減やサービスの向上がはかられず、全体として経済の沈滞と荒廃をもたらす。このように「大きな政府」のあり方は批判を受けた。

それに代わって「小さな政府」を目指し、民間にできることには政府が手出しをしないで、市場の競争に委ねるべきとする考え方が、装いを新たにして登場してきた。民間企業が強くなれば、はじめは一部の資産家や企業に富が集中するが、そのうちにそこから社会にひろく富がしたたり落ちて、国全体が豊かになる。いわゆる、トリクルダウン説である。

しかし、レーガン大統領やサッチャー首相の時代から三〇年以上が経過し、「小さな政府」

一本やりの政治思想は大きな曲がり角にさしかかっている。富のしずくがトリクルダウンする現象は起きず、富の偏在が進み、貧富の格差は拡大した。結果として、少数者による富の独占、教育機会の不均衡化、職業の世襲化などの格差固定化の問題が深刻となっている。そして、この問題は医療費に関しても深刻な影響を及ぼそうとしている。

政府と国民の信頼関係

医療費の選択は、医療のあり方の選択であると同時に、われわれはどのような社会や国の未来を目指すかの選択でもある。医療費を今後どうするべきなのか。その選択に対する考え方は、大きく二つに分かれる。ひとつは、国民それぞれの負担が増加することを覚悟した上で、可能なかぎり公平で平等な医療制度を持続させようという考え方だ。もうひとつは、もはや負担増は容認できず、これ以上の医療費増大の部分に対しては、各個人が自己責任で購入する医療サービスと見なすべきだという考え方である。

さきに対GDP比で見たように、西ヨーロッパ諸国のほとんどは日本よりも多くの医療費を使っている。その医療費の大部分は、税や保険でまかなわれている。これが可能なのは、次頁の表で示すように、各国は日本よりもずっと早い時期から付加価値税(消費税)を導入し、国民

主要国の付加価値税の概要(2014年7月現在)

	日本	イギリス	ドイツ	フランス	スウェーデン
施行時期	1989年	1973年	1968年	1968年	1969年
導入時税率	3%	10%	10%	20%	11.11%
標準税率	8%	20%	19%	20%	25%

(出典)財務省ホームページより.

の納得の上で税率を徐々に上昇させながら、税収が確実に国民に還元されることを示して、医療費を含む社会保障費の財源として組み込んできたからだ。

税金が高くなることは、国民として歓迎できることではない。これはどの国の国民にとっても同じである。しかし、その税収が結局、自分たちの現在、あるいは将来のために還元されることがはっきりするのであれば、高い税金を認めようという考えも出てくる。ただし、そのためには、政府と国民との間に一定の信頼関係が維持されていることが前提となる。

では、現在の日本において、政府と国民との信頼関係は保たれているだろうか。あるいは、信頼関係を築くための不断の努力がなされているだろうか。イエスと答えられる人は、残念ながら多くはないだろう。

三つの立場で考えてみる

さきに述べた、医療費負担の二つの選択肢とは少し異なるが、現在の日本においてありうるとされる医療費財源確保の立場には、次の三つの区分がある。
①医療費を含めた社会保障のために税や社会保険費などの負担増を認める立場
②医療の平等・公平は当然としつつも負担増は認めず、むしろ政府のムダをなくして財源を確保すべきとする立場
③経済の成長を第一と考え、社会保障費の負担は最小限にとどめるべきとする立場

わかりやすくいえば、①の立場は高負担・高給付の「大きな政府」の立場、③の立場は低負担・低給付の「小さな政府」の立場である。①の立場は、医療の平等・公平を主張するとすれば自然な立場だ。しかし、その欠点は、主張は明解で財政赤字の解消にもつながるとしても、国民にとって増税は歓迎されるものでないこと、そして負担が重すぎれば経済の活性を削ぐという可能性が信じられている点である。③の立場では、経済の成長が達成できれば自然に税収が増えて、社会保障にもお金が回せるようになるという、トリクルダウン説の立場に立つことになる(そもそも社会保障に多大な税金を投入するべきではないという立場もある)。ただし、日本において、社会の平等・公平を破壊してでも経済成長を追求すべきだと主張しても、理解を得るのは困難であろう。

難しいのは、②の立場だ。この立場では、政府のムダな出費を削り、政府機関が内部に抱え

ている「埋蔵金」を掘り起せば、十分な資金が得られるという。たしかに、政府のムダを省くことはいつの時代でも必要である。しかし、ムダを省きさえすれば低負担・高給付が持続的に可能だと主張するのは、ありえない政治的スローガンだと言わざるをえない。すでに民主党政権のときに、その総額はごく限定的で、削減は副作用も大きいことがわかっている。

結局われわれは、程度の違いはあれ、高負担・高給付の社会か、低負担・低給付の社会か、この二つの社会のどちらを選ぶかを迫られていることになる。繰り返し述べると、医療費の選択は医療のあり方の選択であると同時に、われわれがどのような社会や国の未来を目指すかの選択でもある。岐路に立つ国民皆保険制度を前に、われわれ自身の生きる上での価値観が問われているのだ。

選択の論点

医療費は無料か？ 一部自己負担か？ 全額自己負担か？

「無料」「一部自己負担」「全額自己負担」。医療費に対するそれぞれの考え方には、長所もあれば短所もある。日本の現状を考えたとき、このうち一つを選ぶとすればどれがよいか？

医療費は市場が決めるべきか？　政府が決めるべきか？

自由な市場的競争によって品質は上がり、価格は下がるという考え方がある。医療費も同様に市場的競争で決めるべきか？　それとも競争は規制し、政府が公定価格で決めるべきか？

混合診療は拡大するべきか？　制限するべきか？

新しい治療法を自由に受けられるよう、混合診療を大幅に拡大するべきか？　新しい治療法は健康保険の対象と認めるのを原則とし、混合診療は一定の範囲に制限するべきか？

第3章　超高齢社会に立ち向かう

超高齢社会の到来

人口減少社会へ

戦争が終わり、少し世の中が落ち着いてきた一九四七年から四九年までの三年間は、「ベビーブーム」といわれるほどの子どもが生まれた。年間の出生数は毎年二五〇万人を越え、三年間の合計は約八〇六万人にのぼる。二〇一〇年の出生数は一〇七万人まで減少しているので、いかに出生数が多かったかわかる。急増する小学生のために、都市部の小学校では急いでプレハブ校舎を増築した。はなはだしい場合には二部授業(同じ教室で時間差を設けて別々のクラスを教育する)などということがおこなわれた。世の中は子どもであふれかえっていた。

「団塊の世代」とも呼ばれるこの世代は二〇一五年に前期高齢者(六五~七四歳)に達し、一〇年後の二〇二五年には後期高齢者(七五歳以上)となる。高齢者が増えれば、医療や介護などの必要度が大きく増加するだけではなく、社会全体に及ぼす影響が大きい。したがって、国も地域社会も、本格的高齢社会の到来を前にして、それに立ち向かう準備が求められている。

なかでもとくに、医療提供体制をどのような形にして備えるのかが大問題だ。一九五六年の国際連合の報告書において、当時の先進国の六五歳以上の水準を参考として、六五歳以上が人口の七%以上を占める場合、「高齢化社会」と呼ぶことになった。日本は一九五〇年当時、六五歳以上は人口の五%にも満たなかったが、一九七〇年には七%を越え「高齢化社会」となり、一九九五年には、その倍の一四%を越えて「高齢社会」に突入した。高齢化率(六五歳以上が全人口に占める割合)が二一%を越えると「超高齢社会」と呼ぶことになっている。日本はすでに二〇〇七年にその割合を越え、二〇一二年の時点で二四・一%に達した。日本は世界に先駆けて超高齢社会となった。

国立社会保障・人口問題研究所は、社会保障の費用の統計、人口・世帯数の統計や将来の推計をおこなっている研究機関である。そのホームページ(http://www.ipss.go.jp/)には、日本の人口ピラミッドの移り変わりが動画として表示されていて、その大きな変化のありさまには驚かされる。人口ピラミッドは、ある時点でのそれぞれの年齢の人口を男女別に左右に並べて図示するもので、その形や上下の広がりは、子どもの出生率や、死亡の年齢ごとの分布によって決まる。

ひとりの女性が一生の間に産む子どもの数を表す数値を「合計特殊出生率」と呼ぶ。実際には、女性が出産可能な年齢を一五歳から四九歳までとして、その間の出生率を足し合わせることによって求める。先進国では、この数値が二・〇七〜二・〇八程度であれば、人口が増えもせず減りもしない定常的な状態になるとされている(途上国で死亡率の高い場合には、出産年齢に達するまでに死亡することが多いので、この数値は二・五くらいまで上昇する)。

終戦直後のベビーブームのころ、日本ではこの合計特殊出生率は四・五以上の高い値を示し、その後出生率は減少をつづけた。一九六六年の干支は丙午《ひのえうま》で、出生率は前後の年よりも極端に少ない一・五八となった。「丙午年生まれの女性は気性が激しく夫の命を縮める」という迷信のために、このような現象が起きた。その後、少し回復の傾向を見せたものの、一九八九年には丙午を下回る一・五七となり、「一・五七ショック」と呼ばれて、少子化問題に社会的関心が集まるようになった。

若者の就職難や出産適齢期の女性が経済的に不安定であったことなどから、二〇〇五年には合計特殊出生率は一・二六にまで減少した。しかし、その後ほんの少し増加の傾向を示し、二〇一二年には一・四一となっている。この数値は、人口を維持できる人口置換水準の約二・〇七を大きく下回っていて、これから少子化と人口減少が急速に進むことは明らかである。

国際連合の人口推計(World Population Prospects)によると、二〇〇五〜一〇年における合計特殊出生率の世界平均は二・五六である。途上国では四・〇以上の国がかなり多く、世界の総人口は現在、増加傾向にある。ところが先進国では、フランス、イギリス、スウェーデンが徐々に出生率を回復させているとはいえ、軒並み人口置換水準以下、すなわち人口減少の状態にある。お隣の韓国は、合計特殊出生率は一・二四と低いが、高齢化率が一一・一%と現在は低い。中国では、合計特殊出生率は一・七七、高齢化率は八・二%にすぎない。しかし、両国とも間もなく、日本と同じように急激な高齢化が進むといわれている。

合計特殊出生率(2011年)と高齢化率(2010年)

	合計特殊出生率	高齢化率
フランス	2.01%	16.8%
イギリス	1.91%	16.6%
スウェーデン	1.90%	18.2%
米国	1.89%	13.1%
中国	1.77%	8.2%
イタリア	1.42%	20.4%
日本	1.39%	23.0%
ドイツ	1.36%	20.4%
韓国	1.24%	11.1%

＊平成25年度少子化社会白書(内閣府), 平成25年度高齢社会白書(内閣府)より. 一部のデータは国際連合の世界人口推計2012年度版

もし長期的に年齢別の死亡率にも変化がなく安定していて、急激な死亡の増加(戦争や大災害などによる)や人口の流入・流出もなく、また医療の急激な進歩によって平均寿命が急速にさらに伸びるということがなければ、人口ピラミッドは非常に安定したパターンとなる。もし、さらに毎年の出生率が長期的に人口置換水準にあれば、人口がつねに維持される超安定定常人口社会となる。そのような社会を仮に想定し、毎年の出生数が一〇〇万人

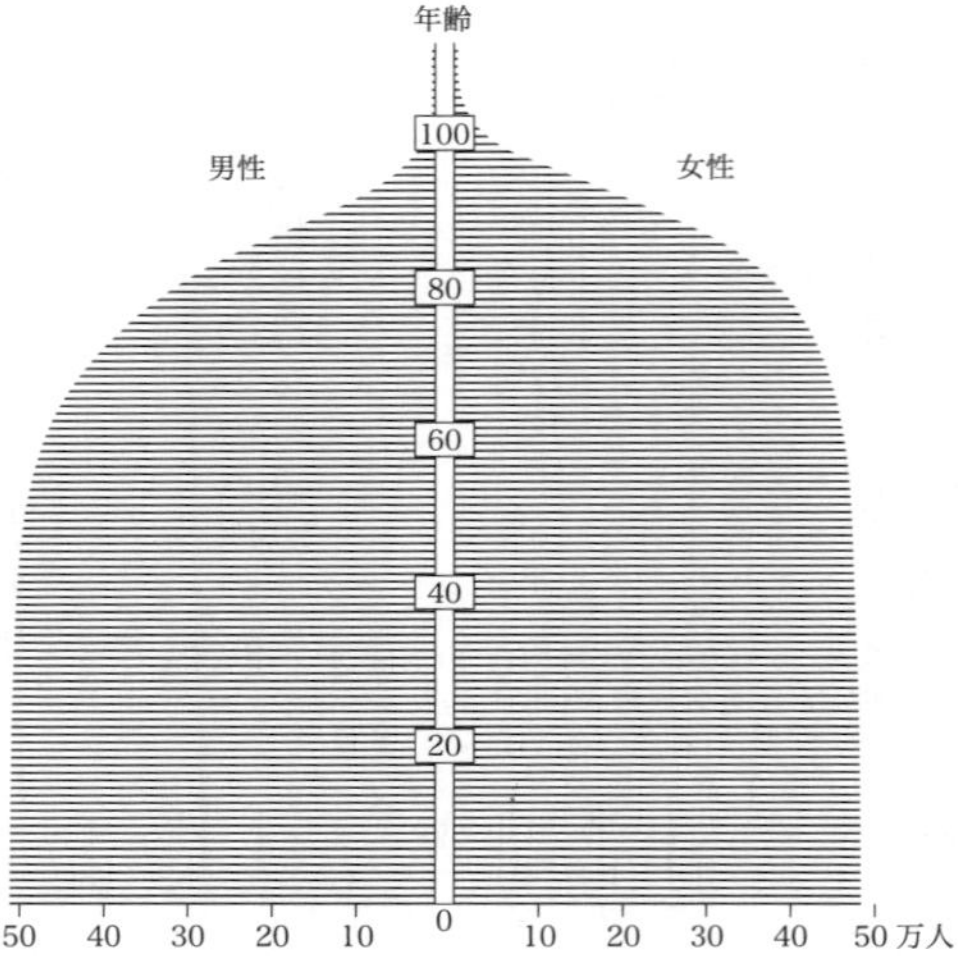

超安定定常社会の人口ピラミッド

であるとすると、日本の総人口は八三〇〇万人になり、人口ピラミッドは図のような釣鐘型となる。この社会では、後期高齢者となる七五歳の時点で、男女とも小学校時代の同級生の約八〇％は生存中である。また、高齢化率は二三・六％となる。つまり、医療を含めたさまざまな社会状況が安定的に持続するならば、必然的に超高齢社会は避けがたくなる。さらに、この状態よりも出生率が低い人口減少社会になれば、超高齢化はより激化する。それが現に大部分の先進諸国で進行している。超高齢社会は、長寿社会を実現してきた先進諸国にとって必然の現象だ。日本では近い将来、図のような釣鐘型の人口ピラミッドすら描けず、下のつぼまった樽型の人口ピラミッドとなり、どんどん人口が減少するであろう。日本の社会の持続性にとっては、高齢化の問題よりも、実は少子化が本当の問題なのである。

波平氏の老後

『サザエさん』に出てくる父親磯野波平氏は、かつて日本の家庭にはよく見られた堂々とした一家の主だ。そのため、かなり年配なのだろうと思っていたが、設定では実は五四歳なのだそうだ。今から見れば、かなり若い。原作の漫画が人気だった一九五〇年代当時、日本人の平均寿命はまだ六〇歳に達していない。こう言うと、「そうか、波平氏はあと六年ほどしか生きられないのか」と思う人がいるかもしれないが、そうではない。よくある誤解だが、平均寿命と平均余命はきちんと分けて考える必要がある。

平均寿命は、誕生したばかりの〇歳児が平均してどれくらい生きるのかを表す統計的推定値だ。したがって、乳幼児期の死亡例が少なくなれば、平均寿命は引き上げられることになる。日本人の平均寿命は一九六〇年に六五歳、一九七五年に七〇歳を越えた。日本は現在、乳児期の死亡率が世界でも最も少ない国の一つなので、その効果もあって世界トップの平均寿命を誇る国となっている。

一方、それとは別に、乳幼児期を生き延びて、波平氏のようにある程度の年齢にまで達した成人の場合、それぞれの年齢において平均あと何年生きるかを表す推定値がある。これが平均余命だ。およそ半数の人はその平均余命の期間で死亡し、半数の人はそれより長生きをする。

波平氏が現役で働いていた当時、日本のサラリーマンは五五歳が定年だった。波平氏は五四歳だから、そろそろ会社を辞めなくてはならない年齢だ。では、退職したあとは悠々自適の老後を送れるとして、波平氏はあと何年くらい生きることになるのだろうか。厚生労働省の完全生命表データを参照すれば、おおよそ推定できる。そのデータによると一七・七九年である(該当する年代の完全生命表を参照した。以下同じ)。したがって、健康に恵まれれば、波平氏は七〇歳の古希を迎えることも可能なのだ。

五五歳定年制はその後、六〇歳定年制に改められた。では、一九八〇年に六〇歳で定年退職した人の場合はどうだろうか。その期間は一八・三一年になる。定年も延びたが、一方で平均寿命も延びたので、老後の期間はやや長くなった。二〇〇〇年になると二一・四四年とさらに長くなるが、もし勤める会社が六五歳定年制を採用したとすると一七・五四年となって波平氏の場合とあまり変わらない。したがって、現役を退いたあとの老後の期間は、戦後の日本人の場合、男性で「約一八年」と考えてよいだろう(女性はこれより少し長くて約二二年である)。平均寿命が戦後すぐの六〇歳から現在の八〇歳近くにまで延びたことで、老後も二〇年延びたと思っている人がいるが、それは勘違いである。高齢者の平均余命は、実はそれほど大きく変化してはいないのだ。

老後の期間を迎える男女の絶対数が、団塊の世代が後期高齢者となる二〇二五年に向けて確実に、かつ非常に増える。高齢者が健康で、可能ならばその能力に応じて社会貢献のできるような社会的サポートが必要だ。

老いるということ

人生の覚悟

ニュージーランド・アメリカ合作映画「世界最速のインディアン」(二〇〇五年)は、ニュージーランド南部の田舎町に住むオートバイ好きの老人バート・マンローが、自力で自分のオートバイ「インディアン・スカウト」を改造して、米国ユタ州の塩湖で開かれるオートバイのスピードレースに挑む話だ。アンソニー・ホプキンス演じるマンローは年老いても夢を忘れず、目標に向かって一心不乱に突き進む。レースに出場するまでは失敗やトラブルつづきだったが、持ち前の人柄のために、周囲は手助けを惜しまない。そして、とうとう一〇〇〇cc以下のオートバイの部で世界最速記録を樹立する。それほど評判になったわけではなかったが、さわやかな余韻の残るよい作品だった。

この映画のモデルになった人物は実在していたらしい。彼は一八九九生まれのニュージーランド人で、米国に一〇回渡り、そのうち九回はユタ州でのレースに参加している。時速二九五・四五三キロの世界記録を樹立したのは亡くなる一〇年前、六八歳のとき。この記録はいまだに破られていないというから驚きだ。愛車インディアン・スカウト号は、製造から四七年も経過したオートバイだったそうだ。実に元気の出る話ではないか。

高齢になっても壮健で、夢をもって生活できる人生をだれもが望んでいる。日常的に介護を必要としないで、自立した生活ができる生存期間、すなわち健康寿命を延ばしたいと希望している。ただ実際には、日本人の健康寿命は男性で七〇・四二歳、女性では七三・六二歳(二〇一〇年)であり、平均寿命よりも男性で九・一三年、女性で一二・六八年短い。健康寿命と平均寿命との差の期間は、日常的に何らかの介護を必要とし、必ずしも自立して生活できない期間に他ならない。それをできるだけ短くして、元気な期間を長くするためには、加齢とともに頻度の高くなる生活習慣病などの病気の予防と早期治療に取り組むことが必要だ。医療が貢献できることも、まだまだ多い。

しかしながら、身体頑健なバート・マンローも必然的にやってくる死には無力だったように、われわれヒトは他の動物と同様、限りある生命を与えられているに過ぎない。それは後に述べるように、ヒトを含む哺乳動物の宿命である。不老不死は原理的に不可能なのだ。

秦の始皇帝は徐福に命じ、東方の三神山にある不老不死の霊薬採取を命じ船出させた、と司馬遷の『史記』は記す。この三神山は日本ではないかという憶測もあるが、ともかく徐福は帰ってはこなかった。不老不死の願望は歴史を隔てても消えることはない。イギリスのある会社では、亡くなった人の遺体に特殊な処理を施したのちに、マイナス一九六℃の液体窒素下で冷凍保存するという事業をおこなっている。未来の医療技術で蘇生されることを期待して、すでにかなりの数の亡くなった人たちが、来たるべき未来を凍ったまま待ちつづけているのだそうだ。ただ残念ながら、蘇生の実現はまず不可能だろう。不老長寿が不可能であることも、死は必ずおとずれることも、実際には誰もがよくわかっている。

松尾芭蕉の紀行文では『奥の細道』が一番有名だが、その他にも『野ざらし紀行』という、短いけれども優れた紀行文がある。『野ざらし紀行』の題名は、最初に現れる「野ざらしを心に風のしむ身哉」の句から取られたのだろう。「野ざらし」とは、野に打ち捨てられて白骨となった髑髏《どくろ》のことだ。芭蕉という人は、死の予感の中で生きていくこと、その覚悟で句作をすることを追求したのかと思う。奥の細道に関する本の中で、このことが取り上げてあった。そこでは、若いうちには、人生には良いことがたくさん待ち受けていると思えるが、長く生きていくうちに、どうもそうではないことに気づきはじめるということが述べてある。幸福になれると信じていたことは虚妄に過ぎなかったのかと感じる。このようなことは、五〇歳を超えた人は知っていなくてはならないことでもあると著者は述べている。「芭蕉は五十歳で亡くなった。現代の私たちはその芭蕉の死後の長い歳月を生きてゆかなくてはならないのだ。」

人生というものがより苦しく、より短命であった時代の人々は、人生をいかに送るか、いかに最期の時を迎えるかについて、ある覚悟をして生きていたのではないだろうか。いつ来るかの違いはあれ、人は時が来れば死ぬものであり、また時が来ればその運命を受容するものだという考えが、昔の人々にはあったのだろう。それに比べると、現代に生きるわれわれは、死ぬことをあたかも異常なことのように思う気持ちを抱きがちではなかろうか。われわれは人生の送り方を見失ってしまっているのではないか、と思うことがある。

ヘイフリック限界

年をとるということは、一体どのようなことを意味するのだろう。年をとるに従って、皮膚にはしわやシミができるし、体力もだんだん衰えてくる。何とか老化を阻止して、いつまでも若々しい元気な姿を保てないだろうか。その願望が昂じてくると、さまざまなアンチエイジング医学(抗老化医学)の「治療」を受けたいと思うようになる。若々しく元気にあふれていて美しいことが大切ならば、老化は憎むべきことだと思えてくる。しかし、老化の速度を遅くすることは可能かもしれないが、残念ながら老化そのものを阻止することは原理的に不可能だ。したがって、死は避けられない。

ヒトの体は約六〇兆個の細胞からできている。その大本が一個の受精卵であったことを考えると、整然と組織化されたヒトの体の神秘は驚くべきことに思われてくる。どの動物でも、最初は一個の受精卵から出発し、細胞分裂を繰り返しながら体を作り上げる。ヒトでは細胞が五〇回ほど分裂を繰り返し、その中の一部を死滅させながら体が形成される。

ここで、細胞の一部が一度作られてから死ぬことが非常に重要だ。たとえば、ヒトの手は、最初は全部がつながった野球のミットのような形から、指と指の間の細胞が死んで脱落することにより形づくられる。他の体の部分の複雑な構造も、このようにして巧妙に仕上げられる。体の形を形成するためには、手の場合と同様に、その組織の一部が死んで脱落しなければならない。だから、細胞には最初から死んで脱落するためのプログラムも組み込まれていて、必要なときにそのプログラムが始動し、細胞が死んで消滅する仕組みになっている。

そのようにして出来上がった体の細胞は、そのまま生きつづけるものもあれば、生まれ変わっては死んで、激しく入れ替わりつづけるものもある。前者の代表としては脳の神経細胞、筋肉の骨格筋細胞、心臓の心筋細胞がよく知られている。このような細胞は一度大量に作られた後には、死ぬまで細胞分裂をしないでそのまま使われる。再生機能によって、あとで作り直すことは非常に難しいからだ。それに対して、消化管の内面の上皮細胞や、皮膚の細胞などは生涯にわたって、短期間のうちに死滅しては細胞分裂によって補われる。

では、細胞はどのくらい生きられるのだろうか、あるいは細胞はどれだけ分裂をつづけられるのだろうか。血管縫合および臓器の移植に関する研究により、一九一二年にノーベル賞を受賞したアレキシス・カレルは、ニワトリ組織の長期間培養の実験に基づいて、細胞の分裂回数にも生存期間にも限界はないと考えた。このカレルの細胞不死説がその後長いあいだ信じられてきた。もし細胞が不死であるならば、細胞の死は不適切な環境などの病的原因で起きるのであって、それを除去すれば細胞の死は防止できることになる。とすると、不老不死の妙薬というものも可能性がでてくる。

一九六〇年代になって、米国の細胞学者レオナルド・ヘイフリックは、ヒトの臓器から得られたさまざまな細胞の培養による研究から、カレルの細胞不死説とは矛盾する現象に気づいた。彼は細胞がある回数分裂すると、その後は分裂を停止すること、若い人から得られた細胞に比べて老人の細胞ではより少ない回数で分裂が止まることを見出した。また、遺伝子異常によって起きる早老症の患者の組織では、異常に少ない分裂回数で細胞分裂が停止することも発見した。ヒトの細胞の細胞分裂の回数には固有の限界がある。これは「ヘイフリック限界」と呼ばれることになる。

ヘイフリック限界のメカニズムは、テロメアの発見によって理論づけられることになった。テロメアとは、染色体の末端部にある染色体を保護すると考えられてきた構造物で、繰り返し配列のＤＮＡとタンパク質によって構成される。テロメアは細胞分裂に先立つＤＮＡ複製のときに、少しずつ短くなる。ＤＮＡ複製では、ＤＮＡの末端までのすべてを複製することができず、一回分裂するごとに染色体のテロメアは短くなる。細胞分裂のたびに少しずつ擦り減っていくというイメージで理解するとわかりやすいかもしれない。

ヘイフリック限界とテロメアの発見は、ヒトの老化についての考え方を根本的に変えるほどの影響力があった。老人の細胞のテロメアは、細胞分裂の繰り返しによってすでに短くなっており、もうわずかな回数しか分裂することができない。やがてヘイフリック限界がおとずれると、細胞の中には「細胞周期抑制タンパク質」と呼ばれる一群のタンパク質が作られるようになり、分裂は停止して、細胞は「細胞老化(セネッセンス)」と呼ばれる状態になる。細胞老化によって新しい細胞が補充されなくなれば、臓器は十分に機能を果たせなくなる。全身にまったく病気がなく健全そのものであっても、時間の経過とともに全身の臓器の機能は確実に低下していくのだ。

以上のように、これまで科学的に解明されている限りでは、老化とは、体を構成する細胞が細胞老化の状態に陥り、新しい細胞が十分に補充されなくなる現象であると理解できる。細胞を更新しリフレッシュしていくことは、体を若々しく保つためには必要なことだ。しかし、残念ながら、ヘイフリック限界のために、われわれの体の細胞はある回数以上は分裂できないようになっている。老化はあらかじめ定められたプログラムであり、動物はそのプログラムに従って早晩、老化の段階を迎えることになる。そして、老化がある限界にまで進めば、われわれは「死」という最後の段階を迎える。

このように、人間は死から逃れることはできない。ただし、だからといって、限りある生に意味がないということではない。それより、現に生きているわれわれにとっては、この生をいかに善きものとして全うするかが課題ではないだろうか。孔子の死についてのことばの方が、あれこれと論じるよりも腑に落ちると思う人も少なくないだろう。弟子の季路が死について問うたのに、孔子は答えて曰く、「未だ生を知らず、いずくんぞ死を知らんや(いまだに生についてよくわかっていないのに、どうして死についてまで理解することができるだろうか、できるわけがないではないか)」。

日本の病院

結核から生活習慣病へ

一九八八年に劇場公開されたスタジオジブリの「となりのトトロ」は、サツキとメイの二人の姉妹とトトロと呼ばれる不思議な生き物の心温まる交流を描いたアニメだ。

このアニメでは、姉妹の母親は病気で七国山病院に入院中だ。そこに二人はネコバスに乗って面会に行く。もちろん、そのモデルが実在するというわけではないが、舞台は昭和三〇年代の東京の狭山丘陵を中心とする地域らしく、母親は結核の治療のために入院しているという設定ではないかと言われている。当時、その地域は映画と同様のノンビリしたところで、多くの結核療養所が点在していた。その時期であれば、結核はすでに不治の病ではなく、ストレプトマイシンなどの薬物が治療に使われている。サツキとメイの母親も表情は明るく、退院も間近いのではないかと思わせる。しかし、この時代を少しさかのぼると、結核は実に深刻で悲惨な病気だった。それより少し前の戦前の結核療養所が舞台の一つとなっている堀辰雄の『風立ちぬ』(この作品をもとにした同名のアニメがやはりスタジオジブリから二〇一三年に公開され、高い評価を得た)では、結核は不治の病として描かれている。

もともと結核はエジプトのミイラにも感染が見られるほど、人類にとっては古い起源の病気だ。わが国でも江戸時代には労咳《ろうがい》と呼ばれ、恐れられた病気だった。とくに都市化が進み集団生活が増えると、結核は爆発的に流行を拡大し、結核死亡率は人口一〇万人当たり二〇〇を越える状態が半世紀もつづいた。樋口一葉も石川啄木も、家族もろとも結核に斃れている。多いときには、結核罹患率は人口一〇万人当たり一〇〇〇を越えていたと思われ、罹患者の数人に一人は死亡していた。まさに結核は国民病であり、また死に至る病だった。第二次世界大戦の末期から終戦にかけては、生活環境や栄養状態の悪化もあって、結核死亡率が最高値を示した。

このような時代にあっては、病院での治療は必須のものだった。結核の最盛期には、全国に結核病床が二〇万床必要だといわれたほどである。結核療養所はどこも数百床から一〇〇〇床近い大きな規模があった。それから間もなく、ストレプトマイシン、PAS、イソニアジドなどの抗結核剤が普及しはじめ、また何と言っても急激に生活レベルが向上しはじめて、結核は急激に減少していく。結核が急速に減少するとともに、今度は脳卒中、心筋梗塞などの生活習慣病が急激に増加してきた。日本では、脳卒中は戦後間もなくから一九八〇年頃まで死因の第一位を占めていたが、急速に増加してきたがんに抜かれ、現在は死因の一位をがん、二位・三位を心疾患と脳卒中が占める先進国型の疾病構造となっている。

日本の病院の歩み

このように疾病構造の大きな変化はあったが、重い病気の治療は一貫して病院でおこなわれてきたことに変わりはない。一九六一年には国民皆保険が実現し、多くの国民にとって病院に入院して治療を受けることが、家計の範囲内でも無理なことではなくなり、さらに経済の高度成長と、戦後の社会保障政策とによって、急速に病院が建設されるようになった。

欧米の病院の起源は、多くは教会や慈善団体であり、病院の施設は公的・準公的な団体によって設置され、医師はそこを利用することによって医療をおこなう。西ヨーロッパでは、患者が最初に医師に診察を受けるプライマリ・ケアと、さらに専門分化した治療を受けるセカンダリ・ケアとに分離していることが多く、プライマリ・ケアの専門家は多くの場合、医師個人あるいは数人のグループとして診療所で診療をおこなう。緊急の場合以外には、患者が直接セカンダリ・ケアを担当する病院を受診することは稀で、プライマリ・ケアの医師からの紹介により病院での診療を受ける。プライマリ・ケアの医師とセカンダリ・ケアの医師とは、医学部を卒業して間もなく分かれ、あたかも異なる身分の医師のような別々の職能集団となる。

一方、米国ではプライマリ・ケアは診療所、セカンダリ・ケアは病院がそれぞれ担当することは同様だが、病院はオープン・システムで運営されている。医師は診療所で診察をした患者を病院に入院させた上で、自らがその病院に出向いて診療をおこなう。病院は診療所の医師もそのスタッフの一人であり、病院の常勤の医師と協力して診療にもあたるし、若手の教育も担当する。プライマリ・ケアの医師とセカンダリ・ケアの医師には身分の差はなく、全員が何らかの専門医資格を有する。

それに対して、日本の病院のあり方は米国とも西ヨーロッパとも異なっている。当然のことながら、西洋医学的な意味での病院は明治期以降に建設された。日本では、一貫して国にも地方自治体にも病院を建設するだけの十分な資金はなく、多くの場合、医師個人がみずから工面した資金をもってその建設にあたってきた。戦後、医療提供体制の急速な回復が必要となったときに、まず国立病院・療養所、地方自治体による自治体病院、日赤・済生会による準公的病

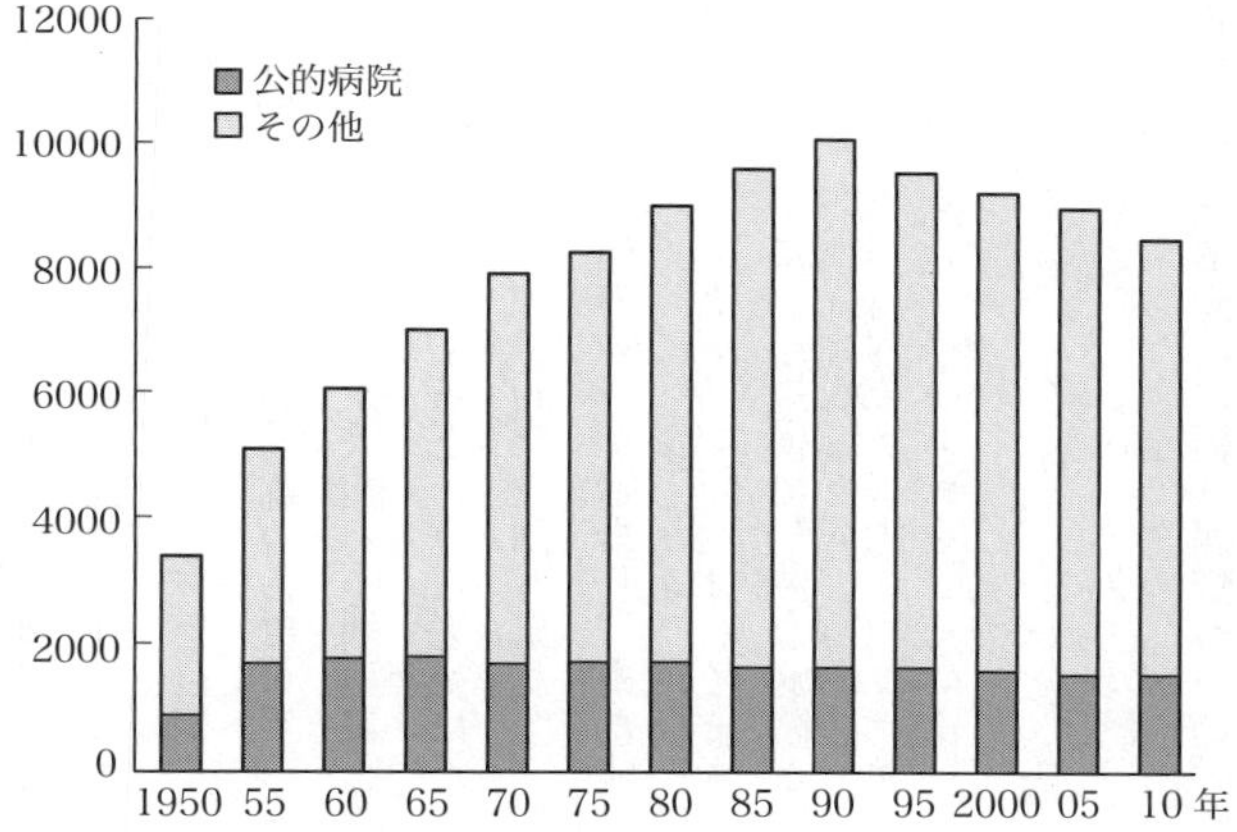

日本の病院数の推移

公的病院には，高度専門医療センター，国立病院機構，労働者健康福祉機構，ハンセン病療養所，国立大学の病院，および都道府県，市町村，地方独立行政法人，日赤，済生会，北海道社会事業協会，厚生連，全国社会保険協会などの病院を含む．（平成20年度厚生労働省医療施設調査より）

院などの公的セクターの病院建設が進んだが、一九六〇年代に入るとそのペースは大きく減速した。それに代わり、民間セクターによる二〇〇床を上回らないくらいの中小病院が急激に増加してきた。

医師個人が開設する診療所は、戦前からすでに存在していたが、戦後に多数の医師が戦地から復帰して、多くの診療所が新たに開設された。診療所ではプライマリ・ケアからセカンダリ・ケアの診療を可能とするため、入院設備も整備され、「小規模病院」としての機能も果たした。その多くは二〇床以下の「有床診療所」として診療をおこなうことになる。しかし、その一部は規模を拡大し、二〇床以上の小さな病院から出発して二〇〇床以下の中小病院となり、なかには大規模病院まで成長するものも生まれた。

小規模施設から大規模病院を目指すという意識は、急性期における高度の医療(先端を行く診断技術を使い、難易度の高い治療をおこなう医療)を上位に置き、プライマリ・ケアや慢性期の医療を下位とする医療機関の序列意識を醸成していった。その結果、日本ではプライマリ・ケアを意識的に担当するということではなく、ある分野の専門家(たとえば、呼吸器内科の専門医)がプライマリ・ケア的な役割も果たす、というようなことが通例となっていった。小規模の私的病院には低利の融資が始まり、また建設を促進するために有利な税制も設けられた。さらに一九六四年に医療法が改正され、公的病院の増設が抑制されることとなった。わが国は強い政府の介入の下に、小規模で私的な病院が医療提供の大きな部分を担うことになり、私的設置形態の病院はますます数が増加していった。

国民に平等で公平な医療を提供するためには、医療は公的な提供形態であるべきだとする「医療社会化論」の主張が主として左翼陣営からなされたこともある。しかし実際には、私的な設置形態でありながら、救急医療、災害医療、へき地医療、周産期医療、小児医療などの公的な医療を積極的に担う病院も多い。多くの病院が医師や看護師の教育・研修にも積極的であり、必ずしももっぱら営利の追求ばかりをおこなうということはなく、事実として日本の医療の大きな部分を支える役割を果たしてきた。

病院が増加して医療体制が拡大するとともに、国民医療費は年々増加していったが、順調な経済成長が毎年その矛盾を解消した。また、科学技術の長足の進歩によって、ＣＴ、ＭＲＩなどの診断機器が生まれ、医薬品も次々に有効性の高いものが臨床の現場に導入され、外科的治療技術も飛躍的に進歩した。戦後から高度成長期に至る期間は、社会保障と経済成長を両立させることが可能な、国としてはまことに幸福な時代であった。病院を中心として提供される医療は非常に有効であり、国民の健康を守るために必須のものとなっていった。

成熟社会型医療の模索

日本の医療提供体制は、医療の費用(ファイナンス)は公的な国民皆保険制度が、医療の提供(デリバリー)は主として民間が支えるという体制でおこなわれることになった。そして、この時代に形成された基本的な構造は現在も受けつがれている。その特徴をひと言でいえば、医療のかかりやすさ(アクセス)を重視する医療であり、今となっては、他の先進諸国とは有り様が大きく異なっている。

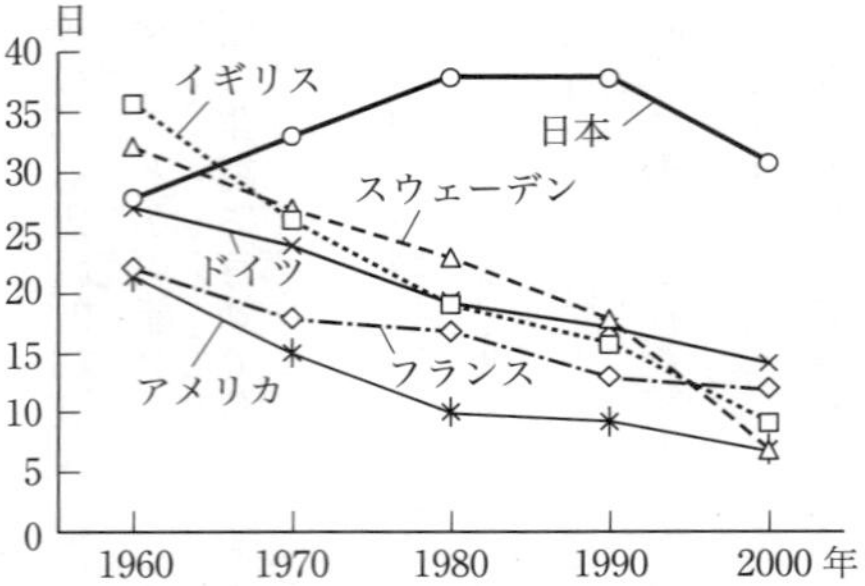

平均在院日数の各国推移（OECD Health Data 2003 より）

第二次世界大戦の戦禍から立ち直り、医療体制の整備が少しずつ進んだ一九六〇年代当時、医師・看護師などの医療従事者数、病床数や平均在院日数には日本と他の先進諸国との間に大きな差はなかった。しかし、他の先進諸国はこの当時から病院を急性期の治療に振り向けるために急速な改革をおこない、医療を「成熟社会型」（後述）に改革してきた。

一方で、日本ではそのような病院改革は進まず、結果として日本だけが病院の数がとても多く、急性期対応の病床（一般病床）の数も圧倒的に多く、また平均在院日数は飛びぬけて長い国となった。欧米諸国では病床数の統計から長期療養型の施設は除外されているが、日本ではそれを合算しているために、このような統計となっている面もある。しかし、精神病床、結核病床、療養病床などを除外した病床が一般病床として一括され、十分な機能分化が進んでいなかったところは大きな課題だった。

そして、一九九〇年代に入って、医療のあるべき姿を大きく変える必要が生まれてきた。医療において患者の権利を尊重することや、医療の安全に注意を払うことに重点が置かれるようになったのである。一九九七年の医療法改正によって、医師は適切な説明をおこなって、医療を受ける者の理解を得るよう努力する義務が明記された。これは医療の質の向上の観点からは当然のことだった。しかし、このような改革が従来どおりの人手の少ない多忙な病院の体制のまま現場に導入されることとなった。

一九九九年一月、横浜の病院において、患者を取り違えて手術をする事件が起きた。患者を手術室に搬入するときに二人の患者を取り違え、肺の手術をするべき患者に心臓の手術を、心臓の手術をするべき患者に肺の手術をしたのだ。手術が進行してから取り違えがわかり、前代未聞の事件として全国紙に大きく報道された。さらに同年二月には、東京の病院で患者に点滴チューブから誤って消毒薬を注入し、患者が死亡するという事件が起きた。病院側が警察へ届け出をおこなわなかったために、病院への不信感がますます拡がって、大きく報じられることとなった。

この頃から、医療の安全を危惧する声が日本中に広がった。二〇〇四年一二月に福島県の病院で帝王切開手術を受けた妊産婦が死亡した。前置《ぜんち》胎盤《たいばん》という医学的に難しい状態であった。二〇〇六年になって、担当した産婦人科の医師が逮捕・起訴された。この事件は日本中の医師にショックを与えた。難しい病態を抱えた患者のために、医師として努力をしたとしても、結果が悪ければ刑法犯として逮捕されるということでは、医療は成立しないからだ。病院の体制改革は急務だった。

このような事件の背景には、日本の病院を中心とする医療提供体制の改革の遅れがある。他の先進国に見られるような「成熟社会型医療」への改革を進め、病院に対する社会の信頼を確保する必要があった。それを実現するには、医療提供体制の大きな変革が求められる。これは医療を成熟社会型にグレードアップしていくためには、是非とも通らなければならない道筋だ。

成熟社会型医療とは、医療の質、医療レベルの評価、患者の権利尊重、情報の開示などのキーワードで語られる次のような特徴をもつ医療体制である。

①充実した教育体制と厳格な専門医認定制度
②病院機能の集中化・集約化
③病院と診療所の密接な連携体制
④チーム医療の推進と業務範囲の職種による制限の見直し
⑤医療安全と患者権利尊重のためのシステム

しかし、成熟社会型医療では、病院にこれまでより多くの人手が必要となる。患者への説明や医療安全の確保のために院内の体制を整備して当たらなければならない。また、病院機能を急性期型に変え、集中化・集約化するために急激に平均在院日数を短縮しなくてはならない、医師をはじめとする医療従事者の負担はさらに日に日に増大する。

病院は少ない人手でこのような負荷に耐え、ますます忙しくなってきていたのに、政府によって二〇〇二年からは診療報酬本体部分(医療の技術料)の切り下げがおこなわれた。つまり、より高度の医療体制をより低い診療報酬のもとにおこなわなければならなくなったのだ。これが、二〇〇〇年代当初に全国で問題となった「医療崩壊」の背景に他ならない。

さきにも述べたが、その後、二〇〇六年に再び診療報酬本体の切り下げがおこなわれ、地域医療が危うい状態となったが、二〇〇八年の診療報酬改定ではごくわずかの値上げがおこなわれ、急性期病院に手厚い配分もなされたので、病院医療はひと息をついたというのが実情だ。病院は社会からの批判や要請に懸命に応え、「成熟社会型」の医療を担っていける存在として、改革を進めてきたことは事実であり、まだ不十分な面についても少しずつ改善の努力がなされている。すでに現在の日本の病院は一九九〇年代のものとは大きく異なる存在になっている。

病院のあり方の変貌

しかし、この章の最初にも述べたように、一九四七年から四九年の間に生まれた団塊の世代全員が後期高齢者に達する二〇二五年には、日本は超高齢社会の大波にのみこまれる。この大波に対しては、もはや病院の治療能力だけを頼りにしては立ち向かうことはできない。「医療崩壊」を何とかしのいだとしても、ひと息を入れている間もなく、日本の医療提供体制は急性期病院だけでは何とも対抗できない難題と向き合うことになる。

医療の財政面は政府のコントロール下にあり、医療提供は民間に委ねるという日本の医療制度は、医療提供体制を大きく変えていかなければならない場合には、大きな困難に直面する。改革の速度を上げることが非常に困難だからだ。「成熟社会型」の病院への改革が欧米諸国から何十年も遅れて進行中であり、現在も急性期病院への病床の集中化をめぐって緩やかな変化が進んでいる。しかし、その一方で、急速な社会の高齢化によって、医療から介護におよぶ医療提供体制全体の組換えが、すでに次の喫緊の課題となってきているのだ。

社会にとって「老いるということ」が問題となる以前、病気になることが人にとって脅威であった時代には、病院は病気を治療し、治療された患者を再び社会に復帰させる役割を担った。あるいは、病が重いときは、最期を看取る場所とも理解されてきた。しかし、老いるに従って人は何らかの病気をもつこと、それも一つではなく複数の病気をもつこと、そして治療をおこなっても完治は必ずしも見込めず、長い治療後の人生を歩むことが当たり前になってきた。このことが、医療のあるべき姿、病院のあり方を大きく変貌させようとしている。

病気になるということは、病院での治療の後にも長い治療後の人生を考えることなしには済まない時代、病院だけでは完結しない時代となった。年老いた患者に対しては、病院での治療は生命を救うことは可能となったにしても、病気を完治させることを意味するわけではない。病院で治療を受けた後に、長く苦しい回復期を経て、自由にならない体で老年期の最後を過ごさなければならない。要するに、病院完結型医療の有効性にかげりがさし、病院完結型を中心とする医療提供体制の終焉の時代に入りつつあるのだ。

病院完結型から地域完結型医療へ

病院が医療の中心的な存在となるのは、二〇世紀に入ってからのことであり、それまでは病院は救貧的な役割を果たすために設立されていた。したがって、富裕層は病院での治療を受けることはなく、医師が自宅を訪問して医療を施していた。それが二〇世紀に入り、医学と治療技術の進歩によって、重い病気の治療はもっぱら病院でおこなわれるようになった。とくに第二次世界大戦後には、有効性の高い医薬品が使われるようになり、非常に高額の診断・治療機器が登場すると、病院の役割はますます大きくなってきた。

「成熟社会型」の医療提供体制となっても、やはり医療の中心的な舞台は病院であり、病院なしには質の高い医療を提供することはできない。それでは、なぜ病院を中心とする病院完結型の医療が終焉を迎えつつあるといえるのだろうか。その理由は単純ではないが、大きく次の三つに分けられると思う。

まず第一に、医療の有効性に限界が感じられるようになってきたことだ。その背景には、疾病構造の変化と社会の高齢化がある。結核などの感染症が人類にとって大きな脅威であった時代、抗生物質の登場で医療は問題をほとんど解決したように見えた。つづいてやってきた脳卒中、心筋梗塞に対しても、大きな進歩があった。また、がんの治療についても、診断法の進歩や手術、放射線、抗がん剤の進歩で、人はがんでは死ななくなるかのような希望が語られたこともあった。しかし、高齢社会においては医療が最高の治療を施しても、患者が健康を完全に回復し、社会に復帰するという直線的な図式は成立しにくい。あるところを越えれば、医療の治療能力には限界がある。不老長寿が望んでも得られないものであることは、我々にはよくわかっている。

第二には、医療が高度に分化して専門化し、断片化されてしまったことだ。医学が進歩して病院での医療がどんどん専門分化し、それぞれの医師が非常に高度の専門性を備える専門家となっていった。それと同時に、専門医は自分の専門領域以外の幅の広い医療は担当しなくなってしまった。病院を受診する患者の多くは高齢者であり、高齢者は体のあちこちに問題をかかえている。病院が狭い分野の専門医の集団となれば、患者はいったいどこに行ってどの医師に相談するのがよいのだろう。専門分化が進めば進むほど、医療の領域は各個バラバラに分断化される。そうなると、病院では複雑な病気を抱える老人を診療することは、非常に難しいということになった。これが病院医療における領域分断化の問題である。

第三の理由は、病院は「治療後」の問題にまで対応できる設計になっていないということだ。高齢社会を迎えて、病院で治療を終えた患者が、長い「治療後」の生活をどのようにするのかに困り果てている。社会にとって必要度が高くなり、またその不足が深刻となってきているのは、治療後の生活を含めた地域での包括的な体制だ。従来の「病院完結型医療」だけではなく、患者の生活基盤に密着した「地域完結型医療」の充実がますます重要になってきている。

次に、これら三つの理由について、少しくわしく考えてみよう。

限界のある治療の有効性

医療への批判

病気というものに対抗する本格的治療法がまだほとんどなかった時代には、近代科学によってもたらされる新規の治療法の力は驚異的だった。種痘やワクチン、抗生物質などの武器は人類に「感染症終焉の時代」を錯覚させるほどの効果があった。したがって、医学の進歩と医療の有効性に対する期待も大きく、その主体を担ってきた医師への社会からの信頼感も強いものがあった。

しかし、最近しきりに、医師が昔に比べて尊敬されなくなってきたと言われているし、医師の間からもそのような嘆きがしばしば表明される。これは、一九九〇年代の終わりに問題となった医療事故・医療安全について、あるいはその後、二〇〇〇年代に入ってやはり社会問題となった「医療崩壊」について、日本の社会に不満が広がっているためだ、と説明すれば理解できるものではなさそうだ。この傾向は日本だけではなく、世界共通のものである。

医師がもっていた誇り高い専門職としての立場、そこから発する権威主義的な態度に対して、医療界の外からの強い批判は、すでに一九七〇年代頃に始まっている。フリードソンは『医療と専門家支配』で、「保健医療といった広範囲にわたる公的分野の各領域において、一般公衆から寄せられる信頼は危機的状況にある」と述べ、医師が専門職として医療全体を権威主義的に支配することにより、医療への信頼が危機に瀕しているという批判をおこなった。

最も強烈な例としては、イリッチによる批判がある。彼の『脱病院化社会』の序文は、「医療機構そのものが健康に対する主要な脅威になりつつある。専門家が医療をコントロールすることの破壊的影響は、いまや流行病の規模にまでいたっている。医原病というのがこの新しい流行病の名である」という有名な書き出しで始まる。このような批判の動きは、広範な市民運動の広がりや、患者の権利の尊重の要求と軌を一にしている。

今から振り返れば、治療の選択に関して患者の意志を尊重し、十分な説明をした上で、意思を確認する手続きをきちんと取るのは当然のことだ。治療の結果が期待とは異なることになったり、あるいは患者に大きな被害を与えることになった場合には、しかるべき調査を徹底し再発の防止に万全を期すなどは当たり前のことである。それが十分ではなかったことも事実だろう。

しかし、イリッチらは、さらにそれを越え、社会が病院の有効性を過剰に信頼し、また医療に過度に依存している現状について批判している。より良い人生を送るためには、医療に対してその限度を越える期待を抱き、その有効性を信頼し過ぎると、どこかで大きな失望を味わうことになる。ヒトが必ず死ぬ存在である以上、ヒトを病気から救うことを目指す医学、治療の有効性を旗印とする医療に限界があることは明らかだ。

医学の幸福への寄与

医学は大きく進歩してきたが、人間の寿命を伸ばし治療の可能性を大きく前進させるようなブレークスルーは起きにくくなっている。医学の爆発的な進歩は、第二次世界大戦後の抗生物質の開発による感染症の制御によってもたらされた。この時期の進歩は、病気の原因を究明し、その原因を撲滅することによって実現した。しかし、その後の医療の進歩の中心は、科学技術の進歩によってもたらされた高度な医療機器によって実現し、その結果、医療に必要となる費用がどんどん増加した。

このような医療技術の発展の特徴について、ルイス・トマスは医療技術の発展過程には三段階があるという考えを提案した。彼の「医療技術の三段階発展論」では、医療技術の発展には「非技術」「途上的技術」「純粋技術」の三つの段階があり、その段階を経て発展していくとされる。

「非技術」の段階は、患者の身のまわりの世話をし、ときには励まして回復を手助けする段階であり、直接の治療とはいえないにしても、現在でも医療の大きな比重を占める。「非技術」にはそれほど多額の費用は必要としない。技術がだんだん進歩すると、病気の原因そのものというより、そのもたらす症状を緩和することを目指す。この「途上的技術」の段階では、腎臓の機能が大きく低下すれば腎透析があり、心臓の動きが障害されればペースメーカーなどのデバイスがある。

このような治療技術は時代の最先端のように見えるが、実際には病気に対する対症療法であり、病気そのものの治癒を意味するわけではなく、一方で莫大な医療費を必要とするのが特徴だ。それに対して「純粋技術」は、疾患の原因が把握され、その原因の根本的な予防や治療が可能となる段階の技術である。この段階まで医療技術が進歩すると、たとえば天然痘(痘瘡)に対する種痘、コレラに対する抗生物質、胃潰瘍に対するピロリ菌除菌のように、病気を完全に消滅させることが可能であって、その費用は限定的になる。

もし、医療の技術革新がすべての疾患について順調に進み、ルイス・トマスの三段階を経て発展するのであれば、人類は病気から解放され、かつ医療費はごく限られた範囲内で済むことになる。近年の分子生物学の進歩は、まさにこの第三段階の「純粋技術」をもたらすに足るパワーを備えている。そこで、最先端の研究に最大限の力を注ぐことこそが、人類を病気という敵から守る最上の方策だということになる。

このルイス・トマスの説は、二〇世紀の医療の発展を見るかぎり、説得力があり、また明るい未来の到来を予想させる説でもある。たしかに、人類は科学と技術の発展により病気を克服してきたし、これからもそのような大発見や大発明が生まれることを期待したい。しかし、今後大きな発見や発明が必ず持続的に生まれてくるという保証はない。製薬企業が、低分子化合物を基本骨格とする新規の薬品の開発に苦闘している姿は次の第4章で述べる。細菌学が確立したときからペニシリンが臨床の現場に導入されるまで、およそ五〇年を要したように、大きな発見のブレークスルーが実用のブレークスルーに至るには時間もかかる。

何よりも、医療技術の進歩が今後どれだけ人類の幸福に寄与できるのかが問題だ。何をもって医学の幸福への寄与を計測するかは難しいが、とりあえず健康寿命の伸長にどれほど寄与できるのかで考えてみよう。日本人の現在の平均寿命が八〇歳程度であるので、今後最大限の健康寿命の伸長を図ったとしても、その可能性の余地はそう大きく残されてはいない。また、ある病気を克服すれば、その次の病気がやってくる。結核が去った後には、心筋梗塞、脳卒中のような血管病の時代がやってきた。それも一九八〇年代にがんに抜かれ、今はがんの克服が大きな課題となっている。

たしかに、がんで死ななくなることは人類にとって大きな福音だろう。しかし、がんで死ぬことがなくなれば、人は結局何で最期を迎えることになるのだろうか。病気の治療法が開発され、人が簡単に死ななくなった結果、かえって治療の難しい疾患が残ることになった。したがって、医療はどのような状態においても治癒が可能だと、高齢者に約束することはできなくなった。最新の医療に期待できることは多々あるとしても、過剰な期待を抱くことにならないよう、注意が必要である。

医療の専門化と分断化

問われる医師の総合能力

二〇一二年上半期のＮＨＫ連続テレビ小説「梅ちゃん先生」は大変な人気番組だった。ドラマでは、戦争で焼け野原になった東京蒲田を舞台に、その地域の開業医となって皆に頼りにされる女医の活躍を描いていた。梅ちゃんがいよいよ医院を開業することになると、母親だけでなく祖母までが一緒になってその運営を手伝う。今では到底考えられないが、当時の開業医の生活の実態をよく表していた。

それより少し時期がずれて、一九五五年から六四年の東京オリンピックのころの東京を描いた映画「ALWAYS　三丁目の夕日」に出てくる宅間小児科医院院長の宅間史郎医師は、地域の中で人々とともに生きていた当時の開業医の姿がよく出ている。彼は東京大空襲で妻子を失い、一人で暮らしている。いつもスクーターに乗って往診をする宅間医師の姿は、どこの町にも見られた医師の姿だった。スクーターはラビットかシルバーピジョン。まだ自動車はあまり普及していなかった。宅間医師は、午前中は自宅で外来診察、午後は患者の家を往診して回るという生活で、夜も必要とあらば診療をしていたはずだ。

経済の高度成長を経て、日本全国で多くの病院が開設された。患者は希望すれば地域病院をいつでも受診することが可能だ。梅ちゃん先生や宅間医師のような地域医療のスタイルはすっかり少数派になってしまった。もはや都会の医師の大部分は夜間の診療をしないし、往診もしない。夜間の診療は、急患を受け入れてくれる病院の救急外来の仕事である。家族のかかりつけ医として、家族ぐるみで診てもらうような地域の開業医は少なくなった。

病気の症状が出れば、都会では多くの場合、病院のホームページを探して、良さそうな病院があればそこを初診患者として訪れる。そこにいるのは、さまざまな診療科の専門医で、うまく当たればよいが、もしうまく当たらなければ、何人も何人も医師の間を巡らなければならない。都市部ならまだよいが、医療機関の少ない地域では問題は深刻だ。ある地域に小児科の専門医がいないということはよく耳にする。同じ小児科でも、小児の血液疾患の専門家がいても、小児の消化器の問題はよくわからないという問題が起きる。

高齢者が患者の大部分を占めるこれからの時代では、ある一つの疾患を治療したら医療が完結するということは少なくなった。高血圧、糖尿病などの長期的な医学的管理を必要とする患者が、新たに不整脈を起こし、それを放置したことにより軽い脳梗塞を起こす、というような全病態をそれぞれ別の専門医が担当するとすれば、患者は循環器内科、糖尿病・代謝内科、神経内科あるいは脳外科を巡り、病院を受診するだけで疲れ果て、「ああ、病院には元気でなければ行けない」とため息をつくことになる。

このような問題を解決するには、広い範囲の疾患について一定の経験を積み、狭い範囲の高度の専門性ではなく、総合的な医療を担当できる専門家の養成が必要だ。日本では、急性期医療の有効性に気を奪われ、その充実ばかりに力を注いできたために、幅の広い総合的なプライマリ・ケアを担う人材の養成が遅れている。これからの日本の社会では、このような総合的能力の高いプライマリ・ケアの専門医に、長期的な健康管理を依頼するような、地域医療のシステムが必要である。もしそれが実現すれば、医療から介護に至る大きな問題の解決に非常に有効なことがわかっている。

総合診療医の養成

医療従事者ではない一般の人々にとって、優れた病院や優秀な医師のイメージというと、やはり最先端の卓越した治療技術をもつ専門医、大きくて立派な大病院ということになるのだろう。病院は堂々とした近代的なビルディングで、美しいエントランスや広々とした外来のアトリウムを誇示する。病院のホームページを見ると最新の機器、たとえば高機能のＣＴやＭＲＩはいうに及ばず、ＰＥＴ–ＣＴ、ハイブリッド手術室、手術支援ロボットなどが誇らしげに表示される。病院に設置したヘリポートもその病院の卓越性を誇示するものだ。病院間の競争の主戦場は、建物や最新の医療機器、すなわち投資ということになる。

このような競争が今でも全国で繰り広げられている。その背景には、医療の治療有効性に関する信頼、あるいは根強い期待があるにちがいない。病院の高度な機能によって治療が成功しても、病気の治癒可能性は限定的になっていて、「治療後」の生活をどのようにするのかは未解決だ。しかし、それは国民の関心を引きつける大きな課題とまでは自覚されていない。このような現象について、猪飼周平は『病院の世紀の理論』で以下のように述べている。

「社会は、治療医学の発展に対して大きな社会的投資を許容する一方で、治療の対象外とされた人びとへのケアについては相対的に真剣な顧慮を向けないという態度を取りがちになると考えられる。この場合、老いは人生の不幸を意味し、社会の成員は自らに忍び寄る老いを拒否する性向をもつようになるであろう。この論理的可能性は、たとえばアメリカ社会において、医科学研究に莫大な資源が投入されてきた一方で、高齢者の福祉に対しては概して貧弱な対応しかなされてこなかったことを一定程度説明するかもしれない。」

もっとも、医療が最先端であることを競い、医師がその知識と技術の優秀さを競うのは当然のことだ。医学教育は六年をかけて医師を養成する。医学教育の大部分を占めるのは、いかに治療を成功させるか、ということである。そのためにはヒトの体の構造やその働き方から始まって、細胞の中で何が起きているか、その分子的なメカニズムはどうなっているのか、などを細かく教わる。その上で、ヒトの体に起きるさまざまな病気について勉強しなければならないが、その知識量は膨大なものだ。その大部分をよく理解し記憶しておかなければ、医師になるための関門である医師国家試験に合格することはかなわない。

医師国家試験に合格し、臨床研修を経て、医師は一定の分野の専門家になっていくのが通常のコースだ。それぞれの分野には、治すことができる病気と治すのが難しい病気、治すのが不可能な病気がある。専門家たるものは、治すのが難しい病気を治療し、よい治療成績を収めるように、自己の知識と技術を磨く。できれば、ある病気については名の知られたスペシャリストになりたい。これが意欲的な若手医師の目指す典型的なパターンである。また、そのような医師が次々に生まれて、先輩が開拓した医療レベルを継承し、それを発展していかなければ、高度な医療など持続することはできない。したがって、そのためには良い意味での競争の存在が必要であり、競争に勝利した優れた医師は称賛されてしかるべきだ。

このようなわけで、高度で先端を行く医療を追求すればするほど、一人の医師が担当できる治療技術のレベルは高く、かつその範囲は狭いものにならざるをえない。そして、大病院の医療は非常に狭い範囲を担当する医師の集団によって担われることになる。狭い範囲と狭い範囲の間には、その病院では誰にもよくわからない疾患群が取り残される。しかし、専門家の気持ちからすれば、それは自分の担当ではなく、また自分が責任を負えるものでもない。

このような高度の専門分化と分野の断片化は、科学のどのような分野でも起きている。しかし、それが人間全体を相手にするべき医学で起きていることは、実は深刻な問題である。すべての分野を担当するだけの専門家を常時そろえた高度総合病院を、すべての住民の近くに整備していけばこの問題も解決しそうに思われる。それがどれほど非現実的かは容易にわかることだ。あらゆる生活必需品がつねに常備されたスーパーマーケットを、すべての住民の近くに整備できるだろうか。できるわけがないし、その意味もない。

では、高度の専門性を備えた専門医に、「医療は人間全体を治すのであって、一臓器を治すものでも一疾患を治すものでもない」と叱責すれば、事は済むのであろうか。その専門医が、自分の高度な専門領域を放棄して他の領域も診療するようにすべきであろうか。それでは、他に誰も治せない高度な治療技術は、誰が担当すればよいというのだろうか。このように事は簡単ではない。

賢明な方法は、ほとんどすべての健康上の問題を診療することができ、自分で解決できない疾患を速やかに適切な病院に送り、退院してきた場合の健康管理をも引き受ける総合的な能力をもつ医師が、われわれの健康を見守ってくれることではないだろうか。

二〇一三年四月、厚生労働省は新たな専門医制度のあり方について、専門家による検討会での審議の結果を公表した。その中で日常的に頻度の高い病気や、さまざまな健康上の問題に関して、必要な診療を施し、必要な場合には病院に紹介し、病院での治療後の診療を引き受けることのできる、継続的で全人的な医療の専門家として「総合診療医」を位置づけ、今後の専門医養成のプログラムにしっかり組み入れるということにした。

これからの「総合診療医」の養成プログラムについては、専門の第三者機関の検討に委ねられ、二〇一七年を目途にその養成が開始されることになる。日本では、従来専門性の高い医療に専門医を養成してきたが、「総合診療医」がそれと同格の高いレベルの総合性を備えた専門家であるという位置づけは、今回初めて明確になされることになった。このような専門家が全国に相当数生まれ、活躍することが将来の医療のために必要不可欠だ。「総合診療医」が順調に育ってくることを心より期待したい。

治療後の生活を支える生活モデル

治療後の問題

医療の進歩は、不治の病を抱えている多くの人たちにとって大きな希望だ。医療の進歩を信じて、これからも研究がつづけられていくことになるだろう。その過程においていかなる大きな前進があるかは、あらかじめ知ることができないのだから。しかし、人類が病気から解放され、「病気のない世界」で幸せな一生を送る時代が来るかのような幻想を抱くことはやめた方がよいだろう。そのような夢の可能性を信じて生きていきたいと思う心は理解できるが、医学・医療の有効性に対して根拠のない無制限の信頼をしないことが肝要だ。医療の力は強力だが、限界がある。

医療の力は「治療まで」であって、治療を目指す医療提供モデル(すなわち「医療モデル」)だけでは、「治療後」の長い時間に対してまったく不十分なことは明らかである。患者の大部分が高齢者となってきた今日では、治療の成功は必ずしも健康の回復を意味しない。WHO(世界保健機関)は、健康を「病気でないとか、弱っていないということではなく、肉体的にも、精神的にも、そして社会的にも、すべてが満たされた状態にあること」(日本WHO協会訳)と定義づけている。しかし、高齢者の場合には、肉体的には障害が残り、精神的に打ちのめされ、社会から排除された人生を送らざるをえなくなる可能性もある。

これまでの医学は、実に治療後の患者の生活には無関心であった。実際のところ、医学と医療の世界だけで手いっぱいで、患者の生活にまで配慮をめぐらせることは非常にむずかしい。医療の治療能力に対する信頼や期待が大きいだけに、現在の医療提供体制の「治療後」の生活へのサポート体制の欠如は、日本の医療システムにとって大きな弱点となっている。

日本人の平均寿命が急速に延長して、高齢者の「治療後」の生活のサポート、すなわち介護が家庭内の問題では済まなくなってきたとき、日本には高度成長の過程で大量に生み出された病床があり、国民皆保険に加えて無料化された老人医療があった。その結果、老人の介護は医療とひっくるめて病院が担当するようになった。無料化によって、老人が病院に収容され、家族は安心することができた。

しかし、看取りに至るヒトの自然の過程を、家族の日常生活から分離し、家庭とは離れた病院で起きる特殊現象とすることで、死は日常生活を送る人々には見えないものとなっていった。無料化で老人の医療が手厚くなったという面はあるものの、支払い方式が出来高払いであったために、検査漬け・薬漬けの問題や「社会的入院」の問題が発生した。また、老人の徘徊や転倒を防止するという理由でベッドに拘束をするため、寝たきり老人が全国的に発生し、経管栄養や点滴のチューブがスパゲッティ症候群と呼ばれる状態を生み出していった。

実際、医療の現場にいた医師にしても看護師にしても、当時、老人をどのように介護するのが適切かということを考えるより前に、もっている医療・看護技術をどのように応用するか、ということを考えていた。さらに、その状況からいかに有効に病院経営に利することを考え出すかに集中した病院もあった。老人の介護は社会が担うものだという意識はまだなく、介護は本来家族がするものであり、昔は家族がお年寄りを手厚く世話をしたものだ、という思い込みがあった。しかし、岡本祐三が『高齢者医療と福祉』で指摘しているように、家族が高齢者の最期を看取るあいだの短期間の介護はあったが、障害を抱えた高齢者を何年も世話するような介護はほとんどなかった。現在の高齢者の介護はまったく新しい事態であり、「昔は家族が温かく世話をしてきた」という思い込みは、「かいご」の「ごかい」であった。

こうした基本認識は現在、国民の間にどれほど共有されているだろうか。この基本認識に立った上で、介護をどうするか。これはきわめて難しい問題だ。家族にすべての責任をもたせようとしてもうまく行かないし、そのような家族はいま、ほとんどの高齢者にとって存在しないのだから。

生活モデルの重視

これまでの急性期医療中心の医療では、病院という構造の中に医師をはじめとする治療の専門家がいて、それを中心に医療が組み立てられる。その主役は全体の采配を振るう医師である。一方、いくつもの慢性疾患を抱えながら生きている高齢者にとっては、医療だけが主要な問題ではない。高齢者は短期間のうちに治療が奏効して社会に完全復帰できるわけではない。障害を抱えた高齢者はさまざまなレベルのケアが必要となるし、終末期を迎えた患者では緩和ケアと看取りが必要だ。そうなると、医療の中心舞台は患者が現在いる場所となり、主役は患者その人になるのが自然だ。つまり、これからの医療は、患者を中心にして、その周囲に医療、看護、介護に加え、さまざまな生活支援を担当するスタッフがチームとして存在するという図式になる。

この問題は医療の範囲をはるかに越え、国民生活に大きくかかわる問題である。医師だけではなく、地域のすべての住民が意識的に解決を求めていくべき喫緊の課題だ。老人医療無料化の時代の経験は、この問題を医療のみによって解決しようとすれば、大きな失敗に終わることを示している。病院から出た後だけでなく、人には病院に滞在している間も、治療を受けているときも「生活」がある。その日常的な生活の存在は、非日常的な病院での「治療」という一種の聖域によってマスクされていたにすぎない。しかし、高齢者の生活まで含めたサポートを病院が担うことが失敗だったとしても、病院の外に高齢者を放り出せばうまく行くという問題ではない。受け皿がかならず必要だ。これからは、患者をその中心に置いて、生活の面までつねに考慮に入れる「生活モデル」を重視した受け皿が準備されるべきである。

地域包括ケアの充実

だんだん年齢が進むに従って、身体能力も低下するし、認知機能も衰える。そのような健康上の全般的な障害や悩みを、今後どのように解決していけばよいのだろうか。最先端で高度の医療を提示されても、地域に住む高齢者が大部分の患者にとっては、まったく身の丈に合わないものになっている。このような問題を解決する仕組みとして「地域包括ケア」という医療・介護・福祉のシステムが提案されている。

「地域包括ケア」ということばを最初に意識的に使い、提案したのは、広島県御調《みつぎ》町(現在尾道市)にある公立みつぎ総合病院の山口昇医師だ。脳卒中などの後遺症のある患者の生活の質を向上させるためには、治療だけではなく、予防、リハビリテーション、介護、福祉を地域ぐるみでおこなう、住民参加の仕組みを作らなければならないと提案したのだった。

地域包括ケアを明確に定義したのは、「地域包括ケア研究会報告書」(田中滋座長)である。この報告書(二〇〇八年)では地域包括ケアを「ニーズに応じた住宅が提供されることを基本とした上で、生活上の安全・安心・健康を確保するために、医療や介護のみならず、福祉サービスを含めた様々な生活支援サービスが日常生活の場(日常生活圏域)で適切に提供できるような地域での体制」と定義づけている。おおむね三〇分以内に必要なサービスが提供される範囲として、中学校区を基本とするものとしている。その後、地域包括ケアは国会での審議を経て法的にも位置づけられることになった。

地域包括ケアの概念に適合するような、地域でのさまざまな事業が全国的にすでに進められている。医師会が中心になるもの、自治体がリードするもの、NPO法人が運営するものなど、その運営形態はさまざまである。どれか一つがユニバーサルな将来像を示すもの、というにはまだ経験が十分ではない。ただ、地域包括ケアの体制を全国に作っていくとすれば、そのサービスのレベルは全国で大きな違いがあってはよくない。ある特別熱心な運営グループがいることが前提になっていて、そのグループが手を引けば、その地域の包括ケアが崩壊してしまうような持続性のないことでも困るだろう。

今後の高齢化の進行状況から見ると、とくに大都市部での地域包括ケア体制の整備が急がれる。運営の健全な持続性を維持するために、適切な報酬が確保される体制が構築されることを期待したい。また、地域包括ケアの施設が十分ではないことと同時に、それを支える人材が十分育成されていないことも大きな問題であろう。

医療と介護は、人の一生の中でどうしてもかかわらざるをえないことだ。そこに、位置づけの上下があるわけではない。急性期の疾患が偉く、慢性期の疾患はその下で、介護が一番下という位置づけは、実際には現状に合わない。人の一生のどのステージが上位であり、どのステージが下位にあるということがない以上、これまで軽視されてきた慢性期から介護に至る軸を充実させること、そして主体的に支える人材が育ってくることが喫緊の課題である。

選択の論点

介護の主体は家族か？ 社会か？

超高齢社会における長期的な高齢者介護は、われわれ日本人にとってまったく新しい事態だ。これを担うべきなのは、家族だろうか？ それとも、社会だろうか？

医療・介護は、病院か？ 施設か？ 自宅か？

高齢者だけでなく認知症患者も激増するこれからの超高齢社会における医療や介護は、医療を主体とする病院中心でおこなうべきか、介護を主体とする施設中心でおこなうべきか、それとも自宅でおこなうべきか？

第4章　新しい治療法を目指して

新しい治療法を受け入れる

プラセボ効果

日本学術会議は政府から独立して科学に関係するさまざまな案件の審議をし、日本の科学者を代表して意見を述べることを職務としている。二〇一〇年八月、その日本学術会議は「ホメオパシー」について金澤一郎会長の談話を発表し、ホメオパシーが科学を無視した荒唐無稽な治療法であるとして、これを臨床の現場から排除することを訴えた。

ホメオパシーは病気の治療のためにレメディー(治療薬)と呼ばれる「ある種の水」を含ませた砂糖玉を使用する。その製法は「くすり」の作り方としては非常に奇妙だ。レメディーは、植物、動物組織、鉱物などを水で一〇〇倍希釈し、はげしく振盪《しんとう》する作業を十数回から三十数回程度繰り返して作った水を、砂糖玉に浸み込ませて作られる。ホメオパシーの創始者であるハーネマンの「理論」によれば、レメディーは薄めれば薄めるほど効果が高く、また薄めるときには激しく振り混ぜることが大切なのだそうだ。

しかし、希釈の操作を三十数回繰り返した場合には、希釈する前に存在した物質の濃度は一〇の六〇乗倍希釈され、作られたレメディーには元の物質の分子はまず確実に含まれていない。ときにはこの希釈と振盪を何万回も繰り返したというレメディーが非常に高い値段で売られている。このようなレメディーは重い病気から軽い病気まで、ありとあらゆる病状に有効となるらしい。

効果などあるはずがないという批判に対して、ホメオパシー支持者は、かつて物質が存在したという記憶を水が保持していて、その記憶が有効なのだという反論をすることがある。しかし、これは荒唐無稽という他はない。また、もし仮に有効のように見えても、その効果は「プラセボ効果」としてよく知られている心理的なものに過ぎないのだ。

とても効くはずのない治療法が、人によっては不思議にも有効なことはありえる。医師には、このようなことが起きることは昔からよく知られていたし、また日常的に利用されていた。モルヒネのような強い鎮痛剤を求めるがん患者に、その代わりにただの水にすぎない生理食塩水を注射しても、患者の痛みが消えてしまうことがある。モルヒネを大量に注射することは望ましくないので、この方法で患者を楽な気持ちにすることができる。このように、本来有効であるはずのない治療法が効果を発揮する現象をプラセボ効果という。

プラセボとは「私を喜ばせるであろう」という意味のラテン語である。患者が治療をおこなう医師を深く信頼している場合や、治療費が非常に高価で、また治療の方法が派手で立派そうに見える場合には、とくに高いプラセボ効果を示すことも知られている。実際、患者の痛みなどのつらい症状を抑えることができるのであれば、どんな治療法でもよいはずだが、しばしば偽薬《ぎやく》やインチキ治療法も、時と場合によっては強いプラセボ効果を示すことがある。問題なのは、それを治療法の有効な証拠と偽ることだ。ましてや、その治療法を商売にして、高い治療費を要求するなどということがあれば、ますます問題は深刻になる。

薬の有効性

薬が本当に効くかどうかは、一定の方法でテストをして試す必要がある。この方法では、本物の薬を内服するグループとニセ物の薬を内服するグループとの効果の差を見ることで、有効性を明らかにする。テストを受ける人には、あらかじめテストのやり方について十分説明をし、承諾を得ておこなうことはいうまでもない。テストの結果、もし本物の薬ならば効果があるはずだし、ニセ薬には効果がないはずだ。どのような治療法にもある程度のプラセボ効果があるという前提に立って、その効果の分を差し引いても、明らかに有効であることを証明する必要がある。もし効果の差が圧倒的に大きければ、その薬は有効だと判定できる。

しかし、薬を飲む人が、最初からこれは本物かニセ物かを知っていれば、結果をゆがめてしまう。また、効果があったかどうかを判定する医師も、それぞれの人がどの薬を飲んだかを知っていれば、誤った判断をするかもしれない。とくに、薬の効果が出てほしいと願っている開発者がそのような判断をすると、薬にえこひいきをしてしまう可能性もある。したがって、本物の薬を飲むグループにも、ニセ薬を飲むグループにも、自分たちがどちらを内服しているかは知らせず、判定をする医師にもそれぞれの人が内服した薬の種類はわからなくしておく。そのようにしておこなわれるテストを「二重盲検法」と呼ぶ。

実際の新しい薬のテストでは、テストを受ける人をくじ引きでA群とB群二つのグループに分け、A群には本物の薬を、B群にはニセ薬を与える。薬を飲む人にはそれが本物かニセ物かは知らされない。その上で、個々の人がどのグループに属するかをまったく知らない別の医師が効果を判定する。効果判定の結果を集計して、A群とB群の効果を比べ、明らかにA群の方が優っていれば、薬は有効ということになる。このようにして、薬の効くメカニズムが仮にわからなくとも、その薬が有効であるか無効であるかは科学的に判定することができる。

ホメオパシーについておこなわれたこのようなテストでは、ことごとく有効性がなかった。

有名な科学雑誌に一見有効に見える結果が掲載されたこともあったが、効果の判定者があらかじめどの治療法をおこなったかを知っていて、ホメオパシーに有利な判定をしていたことがわかった。どの治療法をおこなったかを伏せて効果の判定をすると、ホメオパシーの「レメディー」は、ただの水とまったく変わらないという平凡な結果が出ただけだった。

逆に、理論的にも実験室での証拠からいっても、有効に違いないと思われた治療法が、死亡率をかえって高めてしまった例もある。二〇年以上前、米国において心筋梗塞後の不整脈発生を抑制するための研究がおこなわれた。その研究では心筋梗塞の患者にたいしてタイプ1C抗不整脈剤という薬を使用し、それを使用しない対照群との比較がおこなわれた。不整脈を抑えれば心筋梗塞後の突然死を予防できるだろうと予想された。ところが、理論とも実験室での証拠とも異なり、抗不整脈剤を使用した患者の方で死亡率が高くなるというショッキングな結果が出たのである。この研究は途中で中断された。

「新しい治療法を開発した」と言うためには、単にその人個人の意見としてではなく、二重盲検法のような確立された方法によって有効性を明らかにし、その結果を示さなくてはならない。それが科学的な方法に基づく近代医学の立場である。とはいえ、荒唐無稽に見える治療法であっても、「非科学的だ」と言って簡単に切り捨てることまではできない。もしかすると、その治療法の基礎に、現在の科学では未知のメカニズムがあるかもしれないからだ。未来の医学者がそれを解明することもないとはいえない。したがって、いま現在、メカニズムが科学的に解明されているか否かは、実は医学にとってかならずしも必須のことではない。

理論は多くの場合よい結果をもたらすが、結局やってみなければわからない。したがって、新しい治療法を導入するには、どうしてもヒトでのテストをおこなうことは避けられない。「本当に効くかどうか」については、理論が未解明でも科学的にテストすることは、前に述べたように十分可能だ。治療法をこのようにテストする方法は、実際には厳格なルールのもとに、テストの対象となる人の人権を尊重するものであることが要求される。このために、ヒトを対象とする治療法の研究では、その研究の方法の妥当性について、研究者個人の判断ではなく、倫理審査委員会などの仕組みで慎重に判断する方法が必要とされている。

そのようなテストを科学的な計画に従っておこない、本当に有効だと示すことが、新しい治療法を受け入れる医学的な必須条件だ。そして、その治療法が有効だとわかっても、その理論づけが不十分であれば、そのまま放置するのではなく、さらなる解明を進める努力が必要となることはいうまでもない。

副作用との戦い

一九五七年、西ドイツの製薬会社が新しい睡眠鎮静薬を発売した。薬は「サリドマイド」と呼ばれる新規の化学物質を主成分としていた。サリドマイドを使うとすぐに眠りに入れるし、目覚めもよい。それに大量に動物に投与しても致死的ではない。つまり、安全で有益な睡眠薬と、発売当初はみなされていた。薬は妊婦にも広く愛用された。妊婦の入眠促進に有効なだけではなく、つわりの不愉快な症状にも効くためだ。処方薬としてだけではなく、一般の市販薬としても店頭で販売されていた。

日本の製薬企業も独自のサリドマイド合成技術を開発し、一九五八年から発売を始め、広く受け入れられる薬となった。ところが、ちょうど同じころ、それまで知られていない奇形の発生が西ドイツにおいて報告されるようになった。これが、のちに「サリドマイド胎芽《たいが》症」として世界を震撼させた事件の始まりだった。

胎児の体が形成される妊娠初期にサリドマイドを内服すると、さまざまな奇形が起きる。手足が極端に未発達の状態(アザラシ肢症)の奇形が特徴的だが、重症の場合は死産となる。このような奇形が数多く発生していることに気づいた西ドイツの小児科医ウィドキント・レンツ博士は、疫学調査の結果、サリドマイド内服に関連が深いことに気がついた。そして、一九六一年一一月に、サリドマイドの催奇《さいき》性について学会で報告をおこなった。西ドイツではそのほぼ一週間後、サリドマイドを含む製品はすべて回収されることになったが、それまでに三〇〇〇人を上回る被害者を出してしまった。

それから間もなく、サリドマイドの催奇性問題は西ドイツから日本の製薬企業に知らされたが、疫学調査だけでは十分な科学的根拠がないという判断のもとに販売中止は見送られることになった。日本で最終的に製品が出荷停止になったのは一九六二年五月、販売停止と製品の回収が決まったのは同年九月である。その結果、日本では三〇〇人以上が被害を受けた。

サリドマイドによる被害者は全世界で約三九〇〇人にのぼり、死産となった可能性も概算すると約五八〇〇人が被害を受けたといわれている。ところが、米国では幸運にも被害が少なかった。販売申請を受けた米国食品医薬品局(ＦＤＡ)の審査官フランシス・ケルシーが、申請に必要な動物実験のデータがまだ不十分であるとの判断から、サリドマイドの申請受理を引き延ばし、審査を継続していたためだ。彼女はサリドマイドの重大な毒性を知っていたわけではないが、結果として米国ではサリドマイドは新薬として発売されることはなく、外国製のサリドマイドを内服したと思われる数名の障害例だけに食い止められた。この功績に対して、彼女は後日、ケネディ大統領に表彰を受けている。

このようにサリドマイドの薬害はすさまじいものであったが、この薬品はその後さらに数奇な運命をたどることになる。まだ催奇性が明らかでなかった時期の投与経験から、この薬がハンセン病の皮膚症状に特効薬的な効果を示すことがわかっていた。また、がんの一種である多発性骨髄腫に治療効果のあることもわかった。その結果、外国では薬としての製造が再開され、日本でもごく限られた疾患(とくに多発性骨髄腫)に対して使われるようになった。

新しい薬を用いるということは、未知の化合物を体の中に入れることに他ならない。したがって、それがどのような副作用をもつのかは、実際に投与してみて初めてわかるという側面がある。新薬が一般に使われるようになる前には、おおよそ数百人以上にその薬を投与するテストがおこなわれるが、薬害を防止するにはそれでも万全ではない。そのために、新薬の発売後も、長期的な副作用の調査をおこなうことが製薬企業には課せられている。新薬の開発は、副作用との戦いでもあるのだ。

薬が変える病気の治療

鼻水からのひらめき

一九二八年のある日の朝、細菌学者のアレキサンダー・フレミングは実験室に積み上げてあったシャーレの整理をしていた。休暇で休んでいる間に、細菌を培養していたシャーレの多くは汚れてしまった。それを洗浄して再利用するために、シャーレを一つずつ消毒液の中に漬けていく作業をつづけていると、ふと一つのシャーレに変わったことが起きているのに気づいた。シャーレの中にカビが生えている。これは実験をしているといつも起きることだ。ロンドンのセント・メアリーズ病院にあるフレミングの実験室はどちらかというと雑然としている方だったから、不思議なことではない。ところが、このカビの生えたシャーレでは、カビの周辺の細菌巣が溶けてしまっていた。

フレミングは直観的に感じることがあった。実は彼は同じようなことをすでに数年前に経験している。どうも風邪気味だったらしい。実験中に細菌を培養しているシャーレに鼻水を落としてしまった。すると、しばらくしてそのシャーレでは細菌が消えたのだ。鼻水の中に細菌

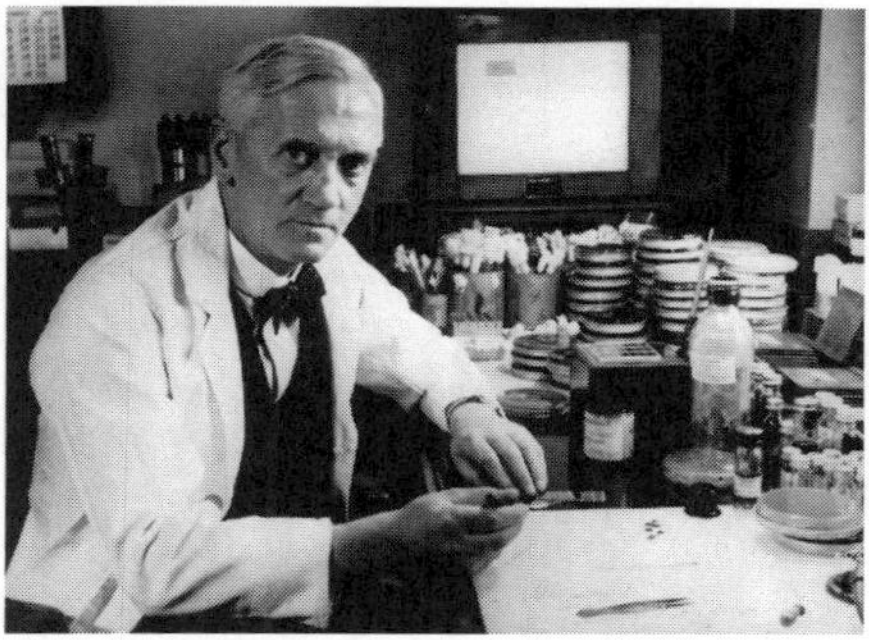

アレキサンダー・フレミング(1881-1955).
AP／アフロ

を退治する物質があるのかもしれない。そう考えたフレミングは、黄色ブドウ球菌のような細菌の表面を溶かす作用のある「リゾチーム」という酵素が鼻汁のなかに含まれていることを発見したのだった。

しかし、今度は鼻水ではなく、カビが関係している。そこでフレミングはこのカビが細菌を殺す物質を放出しているのではないか、と考えた。そこで実験をつづけているうちに、確実にそのような物質が存在することが確認できた。フレミングは生えていたカビの名前から、その物質に「ペニシリン」という名前をつけ、学会誌に報告をした。

この報告がおこなわれた一九二九年は、人類が初めて細菌と確実に戦うことのできる「抗生物質」という武器を手にいれた記念するべき年、となるはずだった。しかし、化学者ではないフレミングには、この物質を単離して大量に作る技術はなかった。そして、彼の論文はしばらくのあいだ無視され、忘れ去られた。

一一年後の一九四〇年、オックスフォード大学のハワード・フローリーとエルンスト・チェインは細菌感染症に有効な物質を探索していて、ペニシリンの論文に出会った。彼らは化学者の立場で大量のペニシリンを抽出し、それを実際に試してみた。幸運なことに、ペニシリンにはそれほど副作用がなく、さまざまな感染症に対して驚異的な効果を示した。そして、すでに始まっていた第二次世界大戦の戦傷者の多くの命を救うことになった。

ペニシリンとその誘導体は今でも、副作用が少なく有効な優れた抗生物質として広く使用されている。この功績により、フレミング、フローリー、チェインの三人は一九四五年のノーベル生理学・医学賞を受賞した。

ペニシリンの効果は抜群で副作用は非常に少ない。しかし、ごく稀にはアナフィラキシー・ショック(ペニシリン・ショック)が起き、投与された患者が死亡する例もある。このような問題は、どんな薬にも付き物である。薬の効果による利益の方が副作用による不利益よりも圧倒的に大きいときに初めて、その薬剤は時間とともに広く受け入れられるのだ。

ある物質が薬として広く受け入れられるようになるには大変な労力が必要である。薬は多くの場合、低分子の有機化合物で、人工的に合成されたものだ(最近は抗体などのタンパク質を薬とする例もあり、必ずしも低分子とは限らない)。その物質は通常は自然界には存在せず、体内に注入した場合に何が起こるのかは、あらかじめわからない。基礎実験や動物実験の結果、薬としての有効性が確認され、副作用がないように見えてもまったく油断はできない。このことは後ほどまた述べることにしよう。

胃痛に悩んだ漱石

夏目漱石は一九一六年に五〇歳にも満たない四九歳と一〇カ月で死亡した。最後は胃潰瘍からの大量出血が命取りになったということだが、漱石の生涯は実に病気との闘いの連続だったようだ。漱石は胃腸が丈夫ではなく、胃潰瘍の症状に苦しんで、何度も吐血をしている。

しかし、その他にも漱石を苦しめた病気は数多い。漱石は種痘を受けたときに、牛痘が顔面にも広がる副作用のため、顔に痘痕が残った。写真でははっきりしないが、目立つアバタが鼻の頭などにあったという。盲腸炎(虫垂炎)による腹膜癒着《ふくまくゆちゃく》にも悩まされたようだ。また頑固な痔瘻があって、治療に苦しんだ。中年以降に糖尿病が出たので、そのために痔瘻の症状が悪化した可能性がある。トラホームにもかかった。また、漱石のふさぎの虫は一時的に神経症になっていたのではないかという説がある。

このように見てみると、漱石の健康上の悩みは、今そのほとんどすべて解決可能だ。健康上の悩みがなくなれば、漱石のふさぎの虫も出ないで済んだとも考えられる。しかし、漱石の小説はまるで異なったものとなったかもしれない。

漱石の数々の病気の中で、最も彼を悩ませ、また死にまで追い込むことになったのは胃潰瘍だろう。漱石は胃潰瘍に苦しめられ、東京で当時最先端の長与胃腸病院に入院している。病院での最先端の治療法は硝酸銀の溶液を飲むこととコンニャクで腹部を温めることだったという。他にやりようがないのだから、これを今の基準で笑うことはできない。

それにしても、当時と現在を比較すると、胃潰瘍の治療ほど変わったものは少ないと思う。胃潰瘍は胃壁が正常の保護機能を失って、胃酸などの影響で損傷され穴が開き、クレーターのようなくぼみを作る病気で、これができるとみぞおち辺りの腹痛、吐き気などの症状が現れる。進行すれば胃壁から出血をして吐血することになり、ひどい場合には胃壁全体に穴が開く穿孔《せんこう》性潰瘍となる。漱石の時代には有効な治療法はほとんどなかった。そのうちに、胃酸の分泌を抑える抗コリン剤や胃酸の影響を緩和する薬などが用いられるようになった。しかし、あまり有効ではなく、進行すれば病気が存在する胃自体を切り取ってしまう手術が選択された。

一九六〇年代、イギリスの薬理学者ジェームス・ワイト・ブラックは、ヒスタミンが胃酸分泌を促進する作用の強いことに着目し、ヒスタミンの信号を受け取るヒスタミン受容体をブロックする薬の分子設計に取り組んでいた。ブラックはすでにアドレナリンβ受容体遮断薬プロプラノロールの発明で薬の分子設計に実績を示していた。

研究の過程で、彼はヒスタミン受容体にはＨ１とＨ２の二つのタイプがあり、胃酸の分泌に関与するのはＨ２受容体であることを見極めていた。そこで、ヒスタミンの構造を少しずつ改変する分子設計の方法で、Nα-グアニルヒスタミンからブリマミド、メチアミドへと開発が進んだ。しかし、メチアミドには腎毒性と顆粒球抑制作用が明らかだったので、さらに改良を進め、ついにシメチジン(H2ブロッカー)の開発に至った。

シメチジンは胃潰瘍の治療においてきわめて高い有効性を示し、治療に革命的な変化をもたらした。ブラックの手法は標的分子を特定し、それに選択的な低分子阻害薬を少しずつ設計の工夫をしながら開発するものだった。これは現代の創薬研究の嚆矢と呼べるものであり、ブラックの功績は非常に大きい。彼はその栄誉が讃えられ、一九八八年にノーベル生理学・医学賞を受賞した。

シメチジンの導入は胃潰瘍の医療を根本的に変えてしまった。まもなく胃酸分泌をより強力にブロックする薬剤として、プロトンポンプ・インヒビターも臨床の現場に導入された。もはや胃潰瘍は不治の病ではなく、よほどひどい吐血へと進まないかぎり、手術の対象となることもなくなった。薬で治る病気になったのだ。

ピロリ菌

胃潰瘍の治療の進歩はここで留まったわけではない。胃粘膜は胃酸や消化酵素が分泌される過酷な環境にさらされるが、胃壁は胃液の強い酸性にも耐え、消化酵素の作用にも耐えられる。このような変わった環境にある胃粘膜に、らせん形をした細菌が慢性的に巣食うという説を一〇〇年以上昔の病理学者が唱えていた。しかし、胃の環境が細菌の繁殖に適していないことや、多数の標本を観察して菌の存在を否定した論文の影響で、やはりそのような菌はいないものと考えられ、「胃の細菌」の存在は無視されつづけてきた。

ところが、オーストラリアのロイヤル・パース病院で病理専門医として働いていたロビン・ウォーレンは、胃炎を起こしている患者の胃の粘膜にらせん形の菌がいることを再確認した。彼はこの細菌が本当に生きていて、胃炎の原因になっているのではないかと考えた。そこで、ウォーレンは病院に研修医としてやってきたバリー・マーシャルとともに、このことを証明しようと考えた。

そのためには、古典的だが「コッホの四原則」(細菌学の大家であったコッホが、ある微生物が特定の病気の原因だとするために必要と考えた四つの条件)に従って順番に研究を進めることが必要だった。そこでまずその菌の単離培養に挑んだが、なかなかうまくいかない。通常、菌の培養では始めてから四八時間で結果の判定をおこなう。しかし、培養を来る日も来る日も試みつづけても成功しない。

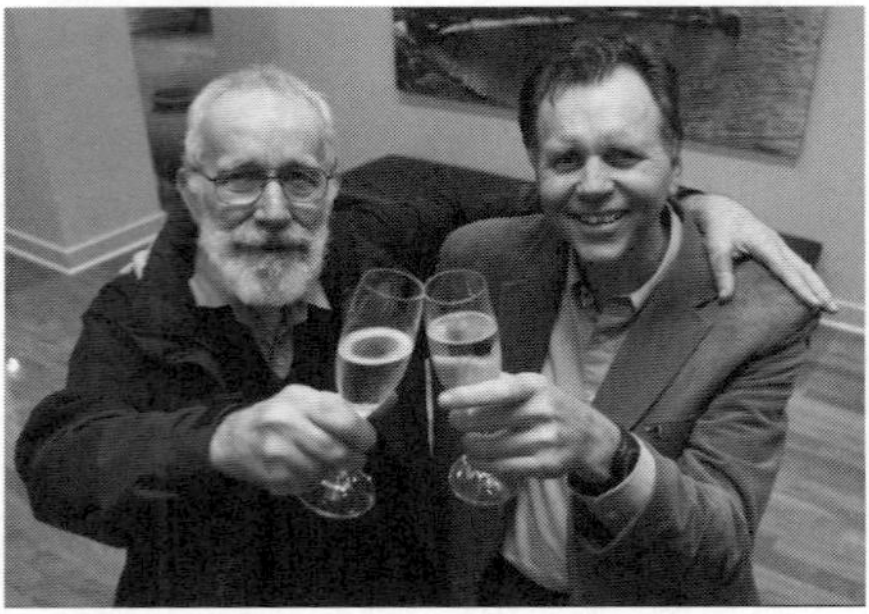

ロビン・ウォーレン(左：1937-)**とバリー・マーシャル**(右：1951-)．ロイター／アフロ

ある日、マーシャルはイースター祭の休暇をとり、五日間も培養器に入れたまま菌をほったらかしにした。これが三五回目の培養だったが、帰ってきてマーシャルが培養器をよく見ると、なんと直径一ミリの菌のコロニーが形成されているではないか。かくして、一九八二年四月、ウォーレンとマーシャルは胃から新しい菌ヘリコバクター・ピロリ(ピロリ菌と呼ばれる)を単離することに成功した。彼らは培養法としては最新・最適のものを選択していた。ピロリ菌はコロニーを形成するのに時間のかかる細菌だったのだ。

さらに、マーシャルは培養したピロリ菌の固まりを自ら飲み込むという「人体実験」をおこなった。一〇日目に胃の組織を取って調べると、マーシャルの胃には急性胃炎がおこっており、そこにはピロリ菌が存在していた。マーシャルの胃は丈夫で、この胃炎は自然に治癒してしまったらしいが、別の人物に対する実験で確かに急性胃炎は慢性胃炎に移行することが明らかになった。のちに多くの研究者の協力により、ピロリ菌は胃の炎症の原因であり、胃潰瘍の原因にもなるという仮説が、コッホの四原則に従って立証された。その後、ピロリ菌は胃潰瘍だけではなく、多くの胃がんの原因でもあることがはっきりした。

ピロリ菌は抗生物質を一週間ほど服用することによって比較的容易に除菌できる。除菌ができれば、慢性胃炎は治まり、胃潰瘍も治癒することが明らかになっている。さらに、ピロリ菌の除菌は胃がんの発生を抑えることも最近の研究によりわかっている。ピロリ菌の発見は胃の疾患の治療に革命を起こした。この功績により、ロビン・ウォーレンとバリー・マーシャルに対し二〇〇五年ノーベル生理学・医学賞が授与された。

かつて不治の病といわれた胃潰瘍は、Ｈ２ブロッカー（シメチジン）やプロトンポンプ・インヒビターの導入によって「治る病気」になった。そして、ピロリ菌の発見と抗生物質による除菌療法によって「治療のいらない病気」になった。漱石がこのことを知れば、さぞ残念に思うことだろう。

医薬品は完全ではない

薬になるまで

効果の高い薬には副作用もあることが多い。医師はある薬を処方するときには、その薬の効果と限界をよく知り、また可能性の高い副作用についても熟知する必要がある。そのことを無視すれば、病気を治すために使った薬でかえって悪い結果を招くこともある。薬の開発という事業は、薬の薬物としての効果とともに、副作用をも詳しく調べ上げる作業に他ならない。それを実際のヒトにおいておこなうのだから、慎重の上にも慎重を期するべきだ。

新薬の開発では、可能なかぎり基礎実験や動物実験であらかじめテストをしておいた新薬候補物質を、科学的に妥当なスケジュールで、ヒトにテストをする。この試験のことを臨床治験と呼ぶ。日本では、臨床治験の全過程を独立行政法人医薬品医療機器総合機構(PMDA)が監視することになっている。製薬会社は医薬品が発売された後も、副作用についての情報収集をおこない、必要に応じて副作用情報を提供することが義務付けられている。過去の薬害の過酷な体験を経て、日本の新薬の開発は安全を重視するように改善されてきている。

薬の開発のためには、まずどのような病気に対する治療薬を見つけようとしているのかを明瞭に意識した戦略が重要だ。薬の候補物質は何万という物質の中からいくつかの基準で選別作業(スクリーニング)を通されて、基礎実験でのテストを受ける。通常は新薬を生み出すため、その候補となる物質数個を選び出すのに、数千から数万の数の物質がスクリーニングされる。基礎実験にかかる期間に約二〜三年、ヒトでの治験の前の非臨床試験に三〜五年を要することが多い。

ここまで研究が進んできて、いよいよ薬としての本格的な開発をおこなうことになると、製薬企業は真剣な決断を迫られる。臨床治験に入る前に、ありとあらゆる基礎実験や動物実験で絞りに絞った候補物質のうち、実際に薬として販売されるようになるものは平均して五個に一個くらいにすぎず、その一つひとつの治験には莫大な費用が必要となるからだ。

薬としての効果の他に、その副作用についてもあらかじめよく調べておく必要がある。サリドマイドの場合のような催奇性の副作用の可能性についても事前チェックは必須の作業だ。このような事前準備が整った薬物候補物質について、製薬会社の大きな事業として臨床治験が始まる。かつては一つの新薬に約三〇〇億円の費用を要するとされていたが、最近は一〇〇〇億円という気の遠くなるような費用が必要になってきているらしい。ここからのステップは、すべてきちんと決められたルールに従って整然とおこなわれる。

およそ三〜七年を費やして、薬の候補物質としてのすべてのテストを終了する。そうなると、いよいよ承認申請がなされる。最初に五〇〇〇や一万といった候補物質から出発し、臨床治験の段階では数個まで絞られ、最初から一〇年以上を費して、その中からやっと一つの候補物質が臨床の現場で役に立つ薬と認められるわけだ。

最近新薬の開発はさらに年々難しくなってきている。一つの薬物だけで年間一〇〇〇億円を越えるような売上げを示す大当たりの薬は「ブロックバスター」と呼ばれる。そのような薬は、高脂血症治療薬、高血圧治療薬、抗血小板剤、関節リウマチ治療薬、抗潰瘍薬、抗喘息薬など、現在でもいくつもある。なかでも、高脂血症治療薬のアトルバスタチン(リピトール)は最高のブロックバスターで、そのピーク時の売上高は全世界で年間一兆六〇〇〇億円にも達した。一つの薬がこれだけの売上げを上げることができるところに、新薬ビジネスのすばらしいところ、あるいは恐ろしいところがある。

しかし、このような大当たりの薬はそうたくさんあるわけではない。最近では、あらゆる方法を尽くして新薬の探索をおこなってきた結果、新規の新薬候補を見出すことが非常に難しくなってきている。新しい薬が出せないと同時に、次々に発売済みの薬の特許の期限が来る。その結果、日本の製薬企業では、かつてブロックバスターであった大型の薬が、二〇一二年前後から相前後して次々に特許切れとなっている。

また、他の産業分野では考えられないほどの多額の研究開発費を投入しながら、低分子化合物を基本骨格とするまったく新規の医薬品は、全世界で見ても年間たった一五から二〇製品にしかすぎなくなっている。新しい薬の開発はこれだけ困難でギャンブル性の高い事業なのだ。製薬会社が新薬の開発に向かって苦闘をしている状況の概要については、佐藤健太郎の『医薬品クライシス――78兆円市場の激震』で知ることができる。

薬の進歩

薬というものが、効果が完全で安全性の面でも申し分なしというものばかりであれば、むずかしい説明をする必要はない。しかし、実際には効果は限定的で必ず副作用がある。副作用の中には非常に稀だが、生命にかかわる激烈なものもある。薬は、消費者が購入するものとしては「不完全な商品」だ。しかしながら、病気とたたかい、健康をまもってきた主役の一つが医薬品であることは間違いない。

感染症とたたかう最強の武器として抗生物質が導入されて、結核などの感染症の医学は以前とはまったく異なるものとなった。さらに、この一〇〜二〇年の間の薬物治療の変化もめざましいものがある。高血圧、糖尿病、高脂血症は生活習慣の積み重ねによって引き起こされる疾患群だ。この三領域の薬物治療は飛躍的に進歩して、有効で比較的副作用の小さい医薬品が導入されている。胃潰瘍・十二指腸潰瘍の薬物治療が激変したことは前に述べたとおりだ。最近では慢性関節リウマチや気管支喘息、潰瘍性大腸炎・クローン病などの免疫系が関与すると考えられる疾患群の薬物療法が長足の進歩を遂げている。外来治療でも治療できるようになって、入院する症例が大きく減少している。

まだまだがんを簡単に根治するような特効薬は実現できていないし、これから大問題になる認知症の薬物治療も緒についたばかりだ。しかし、臨床医学全体をながめると、五〇年前とはまるで異なり、臨床現場は大きく様相を変えて前進している。医薬品は医療の進歩に大きく貢献してきていることは確実だ。しかしながら、どれだけ費用と努力を払っても、医薬品から副作用を取り除くことはほとんど不可能に近い。このように不完全な面のある医薬品ではあるが、それなしには現代の医学は考えられない。

薬の効用と限界

ハーセプチンは乳がんの特効薬として登場した薬である。この薬は乳がん細胞の増殖に大きな役割を果たすＨＥＲ２《ハーツー》というタンパク質に特異的に働いて、がんを治療する。ところが、この薬が効果を発揮するのはＨＥＲ２をもっているタイプのがんだけで、そのような患者は全体の二割から三割にすぎないことがわかってきた。非常に高価な薬なのに、限られた患者にしか効果がないのだ。

そこで考えられたのは、ＨＥＲ２をもつタイプのがんかどうかを検査であらかじめチェックして、ＨＥＲ２陽性の患者だけにハーセプチンを投与するという治療方法だ。この方法は個々人に対する医療を最適化する方法で「個別化医療」と呼ばれている。薬を使う前に、対象となる病気のタイプを検査でチェックしておいて、有効性が確認された場合だけ薬を使う。個別化医療は薬の有効性を見極めたうえで無駄遣いを回避する方法であり、遺伝子診断の進歩とともに今後さかんになっていくのではないかと予想されている。

ゲフィチニブという薬は、上皮成長因子受容体（ＥＧＦＲ）のチロシンキナーゼを選択的に阻害する抗がん剤で、手術不能または再発した非小細胞肺がんに対する治療薬として用いられるようになった。この薬は、いつも発売が遅い日本では珍しく諸外国に先行して承認され、「イレッサ」という名前で発売された。この薬は有効性についての前評判が高かった。ところが、ニュースメディアなどで安全で効果の高い抗がん剤として報道されたことで、患者に過剰な期待をもたせてしまった。そのため発売後、多数の患者に投与されるようになって、間質性肺炎の副作用で死亡する患者が続出すると、大きな社会問題となった。

製薬企業は間質性肺炎の可能性を添付文書の「重大な副作用」の四番目に記載していたが、情報が行きわたるのに時間を要したためか、かなりの数の重症間質性肺炎の症例が出てしまった。この薬害はのちに訴訟になり、裁判で争われることになった。厚生労働省は緊急安全情報でイレッサの副作用についての警告を発し、製薬企業も添付文書に警告欄を設けたが、裁判は最高裁まで争われた。その結果、「死亡を含む重い副作用の危険が具体化すると高い可能性では認識できず、当時の医学、薬学的知見の下では著しく合理性を欠くとは言えない」として、製薬企業や国の賠償責任を否定し、患者側の敗訴に終わった。

ゲフィチニブは現在、他の国でも抗がん剤として広く使用されているが、日本ほど重症の間質性肺炎の副作用は知られていない。副作用の有無には大きな民族差がありそうだ。また薬を使用しても、まったく腫瘍が小さくならず有効でない症例も多い。この違いは、がん細胞のEGFRの遺伝子の違いではないかと言われている。

ここでは、最新の抗がん剤について二例を取り上げたが、薬というものは期待どおりの効果を発揮してくれる場合も多く、またそうでなければ薬として使用する意味もない。一方で抗がん剤のような作用の激しい薬では、副作用の危険も多い。よかれと思って使用した薬が、かえって患者を生命の危険にさらしてしまう場合もある。薬は患者にとって良いこともするが、決してそればかりではない。ときには生命にも関わる大きな不利益をもたらすものでもあること を、よく理解しておくことが重要である。どれほど発展しようと、医療は不完全であり、医薬品もまた不完全なものなのだ。

日本の医薬品と医療機器

貿易赤字

読売新聞は二〇一三年五月八日付け朝刊の第一面で、「医療後進国になるな」の大きな見出しをもって医療の産業化を訴えた。日本の医療に確実に危機が忍び寄っているとして、その解決策を提案したものだ。記事は、日本の医療にはさまざまな問題がある上に、基礎研究の成果が医療の現場に生かされず、国民は、高い水準を誇る研究の成果を享受しきれていないことが大きな問題だとしている。日本の医薬品と医療機器は国際競争力に乏しいとした上で、約三兆円もの貿易赤字が成長の足かせとなっている、とも述べている。

確かに医師不足や医療の偏在、医療保険制度の財源不足に関しては、指摘どおり危機にあることは、広く認識されている。とはいえ、「医療後進国になる」とは何を心配しているのか、これだけではよくわからない。読売新聞がそのように考えた理由を、記事では次のように説明している。「医薬品や医療機器の貿易赤字は年々拡大し、一一年は二・九兆円に上る。国民が払う税金や保険料が国外に流出しているともいえる。」(筆者注　二〇一一年は、医薬品で二・四兆円、医療機器で〇・六兆円の貿易赤字。)

同じように医薬品の貿易赤字の問題は、すでに二〇一二年五月一四日付けの日本経済新聞も報じている。こちらの方は財務省がまとめた貿易統計を使用していて、医薬品の「貿易赤字」は一・四兆円で、厚生労働省の統計とは一兆円以上も違いがある。読売新聞は厚生労働省のデータをもとに、日本の貿易赤字の「影の主役」が薬だとして、日本の国民医療費を支える税金と保険料が海外に流れ出ていることを心配したようだ。しかし、このような報道は必ずしも適切ではない。厚生労働省や財務省の統計においては、日本国籍の製薬企業が法人税の安い外国で製造している医薬品のことは考慮されていないからだ。

医薬品の貿易収支では、医薬品がどこで生産されるかという、医薬品の製造拠点が大きく影響する。多くの製薬企業は、法人税の安い外国に医薬品の製造部門を移転している。日本の製薬企業は、海外向けの医薬品の販売を大きく伸ばしているが、その大部分は海外で生産され、貿易収支の計算には含まれない。一方、外国の製薬企業から日本に輸入される薬品の大部分も海外で生産されるために、貿易収支の赤字が拡大しているように見える。

この傾向は米国ではもっとはっきりしていて、米国の製薬企業は世界で最も強力だが、その生産拠点は法人税の高い米国本土から外国に移転している。そのため、米国は世界でも最も医薬品の貿易赤字の大きな国になっている。したがって、貿易赤字の数値が、その国の医薬品産業の国際競争力をそのまま示すものではないことは明らかだ。

医薬品の貿易赤字の総額が巨額であったからといって、医薬品が日本の貿易赤字の「影の主役」だというのも誤解だ。日本の貿易収支においては、石油・天然ガスのように二〇兆円の輸入超過の品目がある一方で、機械類のように二五兆円の輸出超過の品目がある。その全部の総計が二兆六〇〇〇億円の輸入超過総額となったのであって、医薬品の輸入超過額は全体の中の三・七%を占めているのみだ。日本の医薬品や医療機器の貿易赤字の数字は、政府の産業政策や成長戦略の説明の中でも使われ、政策決定の根拠ともされることが多いようだが、経済がグローバル化している以上、データは慎重に解釈する必要がある。

日本の医薬品産業

日本の製薬企業は競争力を失っているわけではなく、医薬品が貿易赤字の主役であるわけでもない。日本の製薬企業は海外での利益のかなりの部分を本国に帰属させており、日本の医療費や税金が海外に流出するということも、額面どおりに心配する理由はない。ただ、製薬企業の製造拠点の海外への移転が続くと、日本の医薬品産業の空洞化を招きかねない。また、近年その生産額を大きく伸ばしてきたバイオ医薬品(抗体薬など)に関しては、日本の製薬企業の生産インフラの整備は大いに遅れている。今後の発展が期待されるバイオ医薬品で後れを取っていることは、日本の医薬品産業の心配の種の一つといわれている。

医薬品産業や医療機器産業が国際競争力を高めることができて、それがわが国の医療の持続的な発展の基礎になるのであれば、それ自体は大変喜ばしいことだ。しかしながら、国際貿易の観点でいえば、あらゆる分野が一方的に輸出超過ならば、そもそも健全な貿易立国など成り立たない。貿易赤字になっても当然の品目がある。たとえば、石油や天然ガスなどはそもそも国内生産がほぼゼロなのだから、巨額の輸入超過となるのは当然だ。以前は輸出と輸入がほぼ釣り合っていた医薬品や医療機器が輸入超過になり、貿易赤字が拡大しつづけているように見えることを冷静に分析せず、心配ばかりしているのでは意味がない。しかし、本来日本に存在し、今でも存在する日本の潜在的開発能力が適切に生かされておらず、日本が開発してもおかしくはなかった医薬品や医療機器が他国の後塵を拝する状態となっているとすれば、そのことの方がわが国の大きな課題ではないだろうか。

日本の医療機器産業

ＳＦ映画「バック・トゥ・ザ・フューチャー」(一九八五年)は、時間移動の生み出すドタバタが実に楽しい作品である。面白いのは映画の冒頭、タイムマシンの壊れたＩＣチップを見て、〝ドク〟ことブラウン博士が「なーんだ、日本製だ」と言う場面だ。主人公のマーティがタイムスリップした一九五五年のアメリカでは、メイド・イン・ジャパンは「すぐ壊れる安物」と見られていたのだ。

この映画が公開される数年前、私は留学のため米国で二年ほど暮らしたことがある。その当時、米国では日本製品は大いに好まれ、また信頼されていた。メイド・イン・ジャパンの電気製品、時計、カメラなどは、店のショーウィンドウの一番良い場所に高級品として陳列されていた。仕事の同僚たちは日本車が堅牢でまったく故障しないことをほめていた。そのような雰囲気を感じて、なんとなく誇らしい気持ちになったことを憶えている。
ところが、二〇一四年現在、メイド・イン・ジャパンの電気製品は価格面で競争力を失い、スマートフォンなどの情報機器製品では性能や機能面でも差をつけられている。この状況を逆転するのは容易なことではないと想像される。新たな得意種目を見つけ出すことが焦眉の課題だが、それが何であるかはなかなか見えない。

自動車や家電メーカーほどの規模ではないにしても、日本の医療機器メーカーが国際的に頑張ってきたことはよく知られている。独創性を発揮した医療機器もわが国から生み出されている。米国生体医工学会は、最も優れた医療機器を選んで医療機器の殿堂(AIMBE Hall of Fame)入りをさせている。そこにリストされた医療機器は本当に役に立ち、診断や治療のために必須のものばかりだ。殿堂入りを果たした歴代の機器には、たとえば、一九六〇年代の超音波装置、七〇年代の内視鏡、八〇年代のパルスオキシメータ、九〇年代の手術内視鏡がある。いずれも日本の技術が大きく貢献した医療機器だ。その他にも、日本の技術が部分的に必須であった医療機器は多い。日本の優れた部品がなければ、そもそも組み立てられない医療機器も多数ある。

日本はその技術力からいっても、機器の開発のセンスからいっても、医療機器の製造・販売に弱い国ではない。しかし、これまで自動車や電気製品のように大量販売の規格品に力を入れてきた日本の製造業は、医療機器をそれほど重視してこなかったという面があるのかもしれない。

九〇年代に入るころまでは、医療機器の輸入統計では、輸入と輸出の総額がほぼ拮抗していた。その後、急速に輸入額が増大してきた。この数年間は年間輸出額が約五〇〇〇億円であるのに対して、輸入額は約一兆一〇〇〇億円となり、貿易収支は六〇〇〇億円を越える赤字になっている。この原因は、医療機器の中に占めるカテーテルなどの治療機器の割合が急激に増加したことにある。

従来、日本の医療機器は診断機器の割合が高く、ＣＴスキャンなどの大型診断装置に関しては世界でもトップレベルにある。安全性が高く、完成度の高い日本の製造技術は、医療機器への応用が期待できる。とくに、超高齢社会に必要となる遠隔医療システム、医療・介護ロボットなどの分野は、大いに将来性がある。医療機器の分野には、日本が長年培ってきた優秀な技術と人材を生かせる道がある。

日本の医療産業

研究の国際ランキング

ネットワークを使って国際的レベルでの論文の集計が可能になって、国際的な研究ランキングなるものがさかんになった。集計はトムソン・ロイター社の提供する膨大なデータベースなどを利用して、世界で公表されるありとあらゆる分野の研究論文に関し、その総数、相互の引用関係、国際的共著率などが集計され、国別の評価に使われる。その結果を見ると、日本の研究者はよく健闘している。トムソン・ロイター社自身が毎年公表しているデータでは、日本は論文数、被引用数のいずれも上位を堅持している。

しかし、近年は中国やインドなどの研究機関の伸びが著しく、徐々に順位を下げているのも事実だ。被引用数は、他の研究者が論文を引用する回数の合計を表していて、一般的によく引用される論文ほど影響力の大きな良い論文と見なされる。その数値をみると、日本の研究者は海外の研究者との協力関係によって共著論文を出す頻度が低く、その結果、被引用数も伸び悩んでいるらしい。

世界の大学ランキングも、最近になって注目されるようになったデータだ。それによると、日本の大学は教育、研究、論文引用などの評価では国際的にも高い地位にあるものの、外国人教員比率や留学生比率で評価される国際面での点数が低く、伸び悩んでいる。最近の諸外国の研究の伸びに対して、日本の大学がやや後れを取っているのではないかとの心配はある。しかし、トムソン・ロイター社がホームページに掲載する日本の研究機関ランキングでは、材料科学、物理学、化学、生物学・生化学の分野別では、世界の研究機関と伍して一桁台の順位につけている大学・研究機関も存在する。近年の伸び悩みが大きな課題ではあるが、日本の基礎研究は健闘している。

医学の分野においても、基礎医学は論文数や被引用数の観点で優れたスコアを出している。ただ残念ながら、臨床医学という観点でいうと、日本の現状は満足できるものではない。日本は論文の総数においてはそれほど遜色がない。しかし、掲載雑誌を主要な有力雑誌に限定すると、その順位はかなり下位となる。基礎・臨床医学分野の主要雑誌の論文数の比較では、基礎医学分野で日本は米国、ドイツに次いで三位に位置している一方で、臨床医学分野では大きく立ち遅れ、一八位となっている。

その具体的な問題点としては、日本の臨床医学の研究論文は数は多いものの、対照群との間の比較検討をおこなうランダム化試験などの重量級の臨床研究や、一定の集団の長期間にわたる観察をおこなうコホート研究などの大掛かりの研究が少なく、症例報告などの比較的軽い研究が多いことだ。臨床医学の分野では、一例の症例報告が重大な意義を有することもあるので、その価値が減じるものではないが、教科書に掲載されるような臨床医学上の判断の根拠(エビデンス)となるのは、やはりランダム化試験やコホート研究だ。それだけ、日本の臨床医学の国際的影響力は小さいと言わざるをえない。

さらに、実際に臨床の現場に導入するために、新薬の候補や医療機器の候補の有効性と安全性の試験をおこなう臨床治験の力も不足していると言われてきた。そのために、すでに各国で導入されている新規の医薬品や、医療機器が導入されるまでにとても時間がかかる。これは「ドラッグ・ラグ」、あるいは「デバイス・ラグ」と呼ばれ問題視されている。近年になって関係者の努力もあり、また関係する部門の増員も徐々に進み、かなり改善されてきている。

人材育成

日本ではなぜ臨床研究、とくに大型の臨床研究が進まなかったのだろうか。その原因を探ると、日本の医学教育と研究の歴史が大きく関係していることがわかる。臨床研究の中でも、ランダム化試験やコホート研究をおこなうには、その能力のある人材が必要だが、日本にはその人材を養成する仕組みがなかった。必要に迫られた研究者(多くは医師)が独学で習得していたのが実情で、これでは人材が十分に集積しない。

たとえば、米国でいうとハーバード大学やジョンズ・ホプキンス大学には、医学部とは独立した公衆衛生学部があり、そこには少なく見ても生物統計学、疫学、感染症学、栄養学、遺伝学、行動科学、国際医療保健学、医療政策学を教育するコースがある。教員の数も日本の大型大学の医学部全体を越えるような規模だ。そこで育成された人材は、公衆衛生学の広範な諸分野で活躍している。

日本では医学部に公衆衛生学教室があるが、一講座に過ぎず教員の数もごく限定的だった。このために、医学部において疫学や生物統計学を駆使してデザインされた大型研究を実施することはむずかしかった。しかも、このようなタイプの臨床研究は、スタートして五年から一〇年を経てやっと論文が書ける段階に達する。大学の教員の選考において、論文の発表数が大きな選考の基準の一つになっている以上、五年や一〇年に一本という論文ではなかなか評価してもらえない。大型の臨床研究を持続するには、それをサポートする組織が必要で、そこではCRC(Clinical Research Coordinator)のような職種が活躍していることが前提となる。ところが、そのような人材は養成されてこなかった。

このように、大型で本格的な臨床研究を実施する基盤が十分ではなかったことが、臨床研究が振るわない大きな要因だった。しかし、事態は徐々に改善してきている。人材の育成の体制も少しずつ整いはじめており、大学の中に臨床研究センターのような組織を設置して教員を配置し、持続できるサポート体制をつくりあげる努力が始まっている。まだ十分といえる段階ではないが、今後の発展が期待される。

医療産業の発展を優先すれば

日本経済が活力を取り戻すために、長くつづいたデフレから脱却し、新たな経済成長をはかる必要があるといわれている。経済成長が期待どおり実現すれば、成長自体がさまざまな矛盾を解消しつつ上昇スパイラル状に経済を活性化するようになる。そして、その推進力の一つとして、医療産業の強化を図るべきだという意見が強力に主張されるようになってきた。

医薬品・医療機器の開発は、先進諸国間の熾烈な競争の場である。医薬品や医療機器の大部分を外国の企業に依存するようでは、研究レベルを維持できなくなる可能性もある。日本も医療産業の育成に力を入れていかざるをえないだろう。では、その健全な発展はどのように実現できるのだろうか。

医薬品や医療機器の効果的な開発を優先する社会システムを考えるとすれば、現状では米国に太刀打ちできるものは少ない。高い能力をもった研究者、豊富な資金、強力なベンチャー企業、整った研究開発体制などはすべて米国が時間をかけて作り上げてきたものである以上、簡単に追随できるものではない。そこで、効率的な医薬品・医療機器の開発を重視する立場からは、日本の医療制度を大きく変えて米国型にした方がよいのではないか、という見方が生まれてくる。

そして、次のような主張をすることになるだろう。「企業の自由な活動を最大限に優先するとすれば、開発された商品の価格を自由に設定できることが重要だ。またその商品をできるだけ多く買ってもらうためには、保険診療の外で速やかに新しい薬品を使ってもらいたい、あるいは医療機器を使ってもらいたい。要するに、混合診療の全面解禁ということばで表現される仕組みを導入してもらいたい。企業の開発意欲を促進するために、新しい医薬品や機械の価格は高めに設定される。それに合わせて患者は健康保険の他に民間医療保険を購入することになる。病院経営についても、より自由度が高く資金の確保も容易な株式会社の運営を認めさせ、さらについでに言えば、病院長は医師ではなくてもよく、経営に熟達した人物に担当させることができれば、なお競争力が増すであろう。経済の発展を一義的に重要とするのであれば、このような医療制度の変更をできるだけ速やかに進めるべきだ」、と。

民間主体の医療提供体制や国民皆保険制度など、日本とよく似た面がある韓国を例に考えてみよう。韓国の医療産業化の動きは日本より先行し、より強力に進められている。医療を産業化しようという政策スローガンは、日本では民主党政権時の二〇一〇年に初めて用いられたが、韓国ではノ・ムヒョン政権期(二〇〇三〜〇八年)にすでに、医療を国際化して外国人患者を迎え入れる政策としてスタートし、特区限定の営利病院の開設が始まっている。その後のイ・ミョンバク政権も同様の政策をとり、二〇一三年に成立したパク・クネ政権の下でさらに促進されようとしている。

韓国が目指しているのは、外国からの患者受け入れだけではなく、研究開発や医療関連産業などの付帯事業を病院がおこなえるようにし、共同投資を活発化して外部資本を調達できる子会社も設立できるようにすることだ。このような動きは病院団体からも支持されてきた。韓国の病院団体は低診療報酬政策に強い不満をもっており、病院収益を増加させる政策として歓迎しているらしい。一方、韓国の医師会は、韓国の医療がますます営利事業化するとして反対を表明している。これは医師会としては初めての明確な意思表示であったようだ。

この一〇年の間、韓国で採用された方向は、医療の公平さという観点で問題を起こすだけではなく、医療費の高騰を誘導する。医療の産業化を推進するには、米国型の医療に切り替えるべきだという意見は、医療を国の統制に委ねたり、各種の規制を加えるよりは、市場の調整に委ねた方が医療の質が向上し医療費は低下する、との新自由主義的な考え方に基づいている。

しかしながら、そのような考え方に基づいて運営されている医療制度は、第2章にも述べたように、「市場主義医療のパラドックス」に陥る。より合理的だと判断した結果、より不合理な結果になる。そのような医療制度の下では、本来目指している市場での自由な競争によって実現されるはずの高い品質と低い価格は実現しない。それとは逆に、医療費の総額はうなぎのぼりに上昇し、また医療を受けられる層と、医療を断念せざるをえない層との格差が大きく拡大する。高くなった医療費を支払うために、民間保険会社の販売する医療保険を購入するとしても、国民の大部分を占める中間層にとっては、その支払いは大いなる苦痛となる。ときには高額の医療を受けるために、一家が破産するようなリスクさえも帯びることになる。

医療産業は何のために？

たしかに、米国で生み出される最先端の医療はすばらしい。病気になったら是非そのような優れた医療の下で治療を受けたいと望むのは当然のことだ。しかし、現在の日本の保険医療制度の下でも、保険外併用療養(先進医療)に組み入れれば、保険診療と同時にそういう治療を受けることができる。優れた治療法は米国のものばかりではない。日本の医療の技術レベルも米国に劣るものではない。また、優れた治療法であれば、時期が来れば健康保険制度の中に組み入れられるのが通例だ。

おそまきながら、日本の臨床研究や臨床治験の体制も少しずつ整いはじめている。現在の医療制度を破壊して、医療産業促進を第一優先にする社会を実現する道に突進する必然性も必要性もない。そのような社会ではなくとも、研究開発を強化できる道は開かれている。あせって拙速な判断をするのは避けるべきだ。

米国とは最も対照的な医療制度を採用しているイギリスにも世界的な製薬企業が二社ある。そのうち一社は国策会社だ。かつてヨーロッパでは薬剤費の抑制や過剰な競争を避けるため、各国とも製薬企業を一国一社の国策会社とするという政策を採用していたこともあって、ヨーロッパの製薬企業の数は多くはない。しかし、決して弱小の企業ではなく、医薬品売上ランキングでは上位に位置する企業が多い。ヨーロッパの巨大製薬企業を擁する国の多くは、医療を国民の権利として保障している。したがって、米国型の市場主義的医療制度を採用しないと、医薬品や医療機器の開発が著しく不利になるとは必ずしもいえない。諸外国に学ぶ必要はあるとしても、米国一辺倒である必要はないのだ。

科学技術の力を十分に生かし、日本の医薬品や医療機器を世界に向けて売り出すことは素晴らしいことだ。ただ、そうして医療産業が成長し、経済が活性化したとして、その果実を得るのは誰なのだろうか。経済成長の果実は国民に還元され、豊かで分厚い中間層を再生し、回りまわって需要の拡大と社会の繁栄につながる。そういう主張が、政府や財界を中心になされている。しかし、米国で実現しているのは、国民の間の大きな経済格差と社会の分断化だ。米国のように、医療を受けるために破産を覚悟しなければいけないような社会を、果たして健全な社会といえるだろうか。そこを問いたいと思う。医療の目的はそれを受ける人たちの幸福に役に立つことがまず第一であり、医療の産業化のために医療を受ける人たちが存在するわけではないのだから。

選択の論点

開発推進は、米国にならうべきか？　独自におこなうべきか？

日本発の医薬品・医療機器の開発推進のためには、世界でトップクラスの実力を誇る米国にならい、医療にも米国の制度を取り入れるべきだろうか？　あるいは、それに代わる日本独自の方法を追求し、推進していくべきだろうか？

終　章　医療の選択

医療のあり方を選択すること

経済のグローバル化が進み、情報のネットワークが世界中に複雑に張りめぐらされた現代では、経済は国の領域を越えて、あたかも自律的な生き物であるかのように動く。グローバル化した世界の中で、経済はまるで経済のためだけに動いているようだ。

ところが、医療は一国の経済の中のサブシステムとして動いていて、グローバル化した経済との連動の程度は低い。日本では医療が公平・平等に提供されることに重点を置き、国民皆保険制度の下でその価格や消費の総量を制御する医療制度を採用している。一方、米国では、医療は他の消費財と同様に、国民が自己の責任で購入するサービスと位置づけ、価格や消費の総量を規制するというような公的な介入はほとんどおこなわれていない。経済活動の中で、医療を特別のものとは考えない米国の立場に立てば、他の消費財と同様に、医療もグローバルな経済活動に乗り出すのが当然ということになる。

その上で、競争を促進することが、医療の質を向上させ、価格を低下させ、医療資源を最も適切に配分できる方法だと主張をすることにもなる。このような主張をもとに米国は、現在（二〇一四年初め）継続中の、環太平洋戦略的経済連携協定（TPP）の交渉において、日本の医療制度に大きな変更を加える要求を出してくるのではないかといわれている。それに対し日本国政府は、現在の医療制度を守る立場を表明したと報道されている。

米国は、医薬品や医療機器の価格の自由化、混合診療の解禁、民間保険の医療分野での役割の拡大、株式会社の病院経営などを強く要求してくるだろうと見られている。これらの要求は、これまでも繰り返し米国から要求されてきたこととほぼ同じだ。要するに米国は、日本の医療制度を一九六一年からつづいてきた国民皆保険制度から米国式の市場経済方式に、少なくとも部分的に転換するべきだと言っているのである。

医療制度の選択は、どの制度が経済的に効率が良いか、医療の質がより向上するか、医薬品や医療機器の開発がより効率化できるか、あるいは政府の負担分を少なくできるか、というような単純な問題意識をはるかに越えている。それは、一国の国民が、何をもって自分たちの生きる価値と考えているか、何をもって共有するべき価値観とするかに関係している。したがって、医療制度の変更の要求は、その深部において日本の国民が心に抱いている価値意識の変更を要求しているに等しい。このことを真剣に自覚する必要がある。

それぞれの国民はその歴史と伝統に基づき、それぞれの価値観をもっているし、その価値観の間に優劣をつけることはできない。医療の仕組みの選択は、それぞれの国民がよくよく考えた上で、みずからその価値観に従っておこなうべきことだ。

医療の選択に関連して、いくつかの問いかけがある。それは、われわれがごく当然のものとしてもっている価値観に対する問いかけに他ならない。簡単にことばで表現すれば、次のようになるだろう。

すべての人々に必要な医療を提供するのが当然ではないか。

すべての人々の老後が支えられるのは当然ではないか。

イエスか、ノーか。そのどちらにもイエスと答えれば、それは西ヨーロッパ諸国で採用され、日本が一九八〇年代まで求めつづけてきた福祉国家の理想に近い。しかし、経済の成長が明らかに限定的となり、福祉国家の矛盾を解消してくれることがなくなってからは、この回答はおそらく、著しく明瞭さを欠いたイエスとならざるをえなくなった。そう、イエスではあるが、それには大きな制約がある、と。

大きな制約のもとに何とか維持されてきた日本の医療制度の持続可能性には、不安感を抱いている人が多い。現在の医療を支えるのは、医療費総額の約五〇％に当たる保険料と約三八％

に当たる公的財源であり、その将来はきわめて不透明だ。かといって、これ以上、医療費の窓口個人負担を増額するべきだといえる状況にはない。日本の財政は不安定な経済の状況に大きく左右される。もし日本の経済が悪化して税収が落ち込んだ場合、社会保障財源を持続的に確保できるのだろうか。

GDPの二年分以上という国債の残高を抱えている日本は、財政的に非常に不安定で脆弱だ。財政が現在よりもさらに厳しさを増した場合、現在の社会保障制度全体をどうするか、その中で医療制度をどうするのかが必ず問われる。現在の制度を変えるべきだという主張も大きくなってくることだろう。医療制度の変更は、われわれの心の奥底にある価値観の変更をともなう。そのことを十分自覚した上で、選択をすることが求められる。

医療のあり方を改革すること

戦後、日本では病院や診療所が急増した。一九六一年に国民皆保険制度が実現し、国民にとって医療はこれまでになく利用しやすいものとなった。医学の発達、医療の高度化のために、年々国民医療費は増大したが、それも年々の経済成長が支えてくれた。一九七三年には福祉元年の掛け声のもとに老人医療費が全国的に無料化され、西ヨーロッパ型の福祉社会が実現するのも間近いことのように思えた。しかし、そのまさに同じ年、第一次石油危機が発生し、その後は高度経済成長を前提とする社会保障政策の持続性に疑問をもつ人も多くなってきた。

疾病構造も大きく変化し、終戦後の結核の時代は間もなく脳卒中・心臓病の時代に取って代わられ、一九八一年にはがんが死因の第一位となる。日本の疾病構造は典型的な先進諸国型となった。

経済や疾病構造の激変をへて、高度経済成長の時代から低成長時代へと、医療を取り巻く環境も大きく変化してきた。しかし、医療制度はその基本構造をあまり変化させないまま、今日までつづいている。その特徴を表すキーワードとして、

①国民皆保険
②公定価格
③自由開業制
④フリーアクセス

が挙げられる。国民はすべていずれかの保険制度に加入することが義務づけられ、医療の価格は国が定めた診療報酬表による公定価格である。このように公的規制が強いが、医師はどこで

も自由に診療所を開業できる(病院は病床規制のために制限される)し、患者はどの医療機関でも自由に受診することができる(フリーアクセス)。

日本の医療提供体制は、医療の費用(ファイナンス)は公的制御を受けるが、医療の提供(デリバリー)は主として医師が私的に設立した病院や診療所によるという、西ヨーロッパ諸国とも米国とも異なる特徴がある。このような医療提供体制では、西ヨーロッパでおこなわれたように政府が強制力をもって体制の変革をすることは事実上困難だ。また、強力な市場主義的競争によって、病院の運営方式が次々に激しく変化していく米国の医療提供体制とも異なっている。結果として、基本的枠組みを大きく変えないまま、歴史的な事実としてわが国に根づき、戦後の社会を支えてきた。

しかし、さまざまな欠点も指摘されている。たとえば、医療施設や医師の地域的偏在のために、全員が健康保険に加入していても医療が非常に受けにくい地域が生まれるという問題や、医療施設の集中化・集約化が進まず、急性期向けの病床が過剰に整備されながら、一方で回復期や慢性期に至る病床が不足するなどの医療資源のアンバランスな分布が起きている。しかし、全体的に見れば、日本の医療は比較的低廉な価格で、質の高い医療を比較的良好なアクセスの範囲内で運営しているとして、国際的にも評価されている。

医療法人は非営利を原則として経営されている。非営利性をさらに明瞭に示すために、今後設立される医療法人は持ち分を放棄しなければならない。私的な医療機関も公的な役割を果たすことが期待されている。救急医療、周産期医療、災害医療などの医療や研修医、看護師の教育などの面で貢献している私的医療機関も数多くある。

その一方で、国立病院、労災病院、社会保険病院などの公立病院が独立行政法人化され、診療経費に関して財政支援を受けない独立採算方式で経営されるようになっている。一部の自治体病院では、まだ多額の公的資金の援助を必要としているが、過疎地域などのやむをえない場合を除いては、このような甘い経営をいつまでもつづけられるとも思えない。

日本のいろいろなタイプの医療機関は、その役割を分離させる方向ではなく、むしろ役割を緩やかに近づかせつつある。そのことに注目すべきだ。日本の医療機関が、最初から公的な医療提供体制だけであり、私的医療機関は存在しないか、ごく例外的であったとすれば、現在とは大きな違いが生まれていただろう。現在より良い面も多かったかもしれないが、国立や県立の医療機関だけが基幹的病院として存在し、外部からの批判を一切受け付けない運営をしていたとすれば、おそるべき非効率が蔓延していた可能性も否定はできない。日本では、さまざまなタイプの医療機関がお互いにほぼ同等の条件下(イコールフッティング)で競争している。この競争は、ときには不必要なまでに激しくなることはあるものの、日本の医療の安全や医療の質の向上に貢献している面も無視することはできない。

急速に進む高齢化にともない、日本の医療提供体制は、病院中心の病院完結型から地域中心で地域包括ケアを提供できる体制にシフトしていくことが求められている。しかし、日本の医療や介護の体制の改革はあまりにもスピードが遅い。第2章で紹介したように、スウェーデンでは、一九八〇年代に入ってサービスハウスと呼ばれる高齢者用のケアサービス付きの集合住宅を整備することになった。それまで高齢者が入居していた老人ホームや長期療養型病棟(ナーシングホーム)をどんどん廃止しながら、それを上回るすさまじい速度でサービスハウスが整備されていった。国をあげてサービスハウスへの転換をおこない、すばらしい介護施設を短期間のうちに国中に作り上げていった。

日本の医療の改革にもスピードが求められる。しかし、戦後ほぼ七〇年、皆保険施行後でいえば約半世紀にわたり維持されてきた医療の基本的フレームワークを大いに破壊して、あたかもエンジニアが設計図を描くように、一から改革案を作るのがよいのだろうか。日本の医療機関の八割以上が私的な設置形態によるものである以上、いかに優れた改革案であっても、更地に建物を新築するようなことは事実上無理がある。かえって改革に膨大なコストが必要となるだろう。したがって、現在の制度に少しずつ手を加え、利用を継続しながら同時に新しいものも少しずつ導入して改革していく、漸進的方法を採用する他はない。寄せ集めの部品をうまく組み立てて、良い結果を得る方法だ。

その際にはおそらく、やみくもに手を入れるのではなく、システム全体の中で最も重要な要素だけに着目して、その要素の改革がシステム全体の動きを促進するような賢明な組み立て方が求められる。その上で最も重要なのは、改革の速度を上げて推進していくことであろう。われわれには時間がないのである。

負担をするということ

医療を含めた社会保障の負担の問題は、かつて福祉国家の理想が語られた時代には、経済の成長がその解決に大きな役割を果たした。今年の矛盾は来年の成長が解決するという期待には十分な現実性があった。医療費も現在に比べると安く済んでいたし、高齢化も進んではいなかった。

二〇一二年末に始まった第二次安倍内閣は、大胆な金融政策、機動的な財政政策、民間投資を喚起する成長戦略を三つの柱(「三本の矢」と呼ばれている)とする経済政策(いわゆるアベノミクス)を採用した。一つひとつの政策を見ると、旧来の自民党政権がおこなってきた金融緩和、および公共事業による財政出動によって経済成長を図る経済・財政運営と本質的に異なるものではない。

しかし、日本の経済を立て直すという強いスローガンが、二〇一一年の東日本大震災と福島第一原発事故によって、ますます閉塞感を強める日本の経済にとって復活の大きな力になるのではないかと期待する人も多い。日本経済の苦境を打開するためには、経済の成長が必須だという主張がしばしばなされる。経済が軌道に乗り、成長が実現できれば、その果実が徐々に社会の隅々に良い影響を及ぼし、社会保障の問題も解決するだろう、と。

いまから四〇年前、『成長の限界』という本が出版された。この書籍は、世界的に有名なシンクタンクのローマ・クラブが、システム分析の専門家であったデニス・メドウズに委託し、出版したものだ。メドウズはコンピュータによる系統的な分析をおこなって、もし人類が今のままの成長シナリオ、すなわち自然が与えることができる量以上のものを消費しつづけるシナリオで進んでいくとすれば、二〇三〇年頃には世界的な経済の崩壊と急激な人口減少が起こると予測した。成長の持続は世界にとって良い未来をもたらすわけではなく、必ず限界に達した後に、世界を崩壊に導くという予測は衝撃をあたえた。

一方で、「成長の限界」の主張はこれまで何度も批判を受けてきた。成長によって限界の壁に突き当たるたび、人類はそれを克服し、イノベーションによってその壁を乗り越えてきたではないか、と。たしかに、限界は二〇三〇年には来ないかもしれないし、また来るはずの限界を克服する革新的な技術が開発されるかもしれない。しかし、「成長には限界がある」との指摘は、資源の限られた地球という惑星に暮らしていく以上、軽々に無視してよいものではなかろう。

グローバル企業にとっては、経済成長の持続は喜ばしいものではあるかもしれない。しかし、ごく普通の生活を営む世界の大部分の人々にとって、成長の持続とは果たしてどのような意味をもつのか。持続的な経済成長が当面大いにありがたいことであったとしても、それに盲目的に依存するのではなく、冷静な目で批判的に捉える必要があるだろう。

第一次石油危機以降、日本の経済成長の速度は鈍化したものの、輸出は好調で経済も健全であり、現在のような財政危機が到来すると心配することもなかった。この時点で、数十年先に訪れる超高齢社会の到来に備えるべく、社会資本への投資をおこない、必要な人材を育成しておくという選択肢もなかったわけではない。しかし、その時点で将来に備えて負担の増額を訴えることは、選挙民の支持を失う可能性がある。これは政治家にとって最も避けるべきリスクの高い政策ということになる。問題が先送りされやすいのは当然といえば当然であった。

国の借金が国債という形で累積しつつあることは、問題にされなかったわけではないが、そのうちに借金は一〇〇〇兆円を越えるまでに膨れ上がった。このような債務を抱えながら、さらに国債を発行して国を動かそうとすれば、金利の上昇は致命的事態となりかねない。もし金利が一％上昇すれば、それだけで金利払いの費用が毎年一〇兆円増加する。消費税一％は、約二・五兆円の税収に相当する。つまり、国債金利が一％上昇するということは、消費税四％分が消えるということを意味する。

国債発行によって国の経費を賄っていく方法は、後日それを償還する義務があるという問題だけではなく、利息を払っていかなければならないという問題でもある。国債を所有し、その利息を受け取るのは国民の中では富裕層なのだから、国債金利の分を国民がさらに負担するということは、国民全員の負担で富裕層をさらに豊かにすることにもなる。国民はこれを容認できるだろうか。

国債金利の上昇は何としても防止しなければならない。そのためには、日本はこれ以上借金を野放図に増大させる意図がなく、財政再建を実際に実施する用意があることを、国内外に向けて広く示す必要があるだろう。このまま社会保障の給付を維持しつつ、その財源を赤字国債に依存するという方法を採用しつづければ、必ず金利上昇のリスクを負わなければならない。リスクの高い政策を取りつづけるより、社会保障目的の消費税増税をさらに追加する方が、国民の痛みはより少ないはずだ。しかし、国債金利の上昇を避けるため、その機に乗じて社会保障の大幅削減を訴える政治勢力が勢いを増す可能性がある。社会保障を削減することも、あるいは社会保障を維持するために負担増を覚悟することも、どちらも大変なことである。国民にとっては大きな苦痛だ。右に行っても左に行っても厳しい道のりが予想される。しかし、どちらの道も選ばずにジッとしていることによって、財源確保の道は閉ざされてしまう。

政府は大きな反対の声もあるなかで、消費税率の引き上げを決定した。五％の税率は二〇一四年四月から八％となり、二〇一五年一〇月からは一〇％になる予定だ。政府は消費税の税率引き上げにより増加した税収分については、年金、医療および介護の社会保障給付、少子化に対処するための施策に使うことを約束している。しかし、この四つの社会保障政策に必要な経費(社会保障四経費)に増税分をあてても、十分というには程遠い。いずれ再び、消費税増税が取り上げられるようになるだろう。国民にとってみれば、負担が徐々に増加しながら、同時に年金支給額が徐々に減額され、健康保険の保険料も増額となるという、受け入れにくいことが進行するかもしれない。財政再建をさらなる増税によっておこなうには、まず政府と国民との間に、増税分が公平に国民に還元されるという点についての信頼関係が形成されなくてはならないだろう。

医療と社会保障を持続していくためには、あらゆる知恵を働かせて、負担は増加するが医療の質を落とさず、かつ必要な医療が受けられる体制を維持していくことが重要となる。非常に大きな政治的課題だが、これを克服しなければ、戦後日本が国として取りつづけてきた医療の体制は持続できない。負担を増加させていくということは、これまでよりも「大きな政府、高い税金」に賛成するということである。しかし、それはつねに「小さな政府、安い税金」という誘惑にさらされるなかで進めていかなければならない政策だ。

税金を安くして、医療費は各人が責任をもって支払っていくのがよいという考え方は、病気というものを知らない健康な人々にはとても魅力的に聞こえるだろう。「病気にかかっているわけではないし、年金ももらえない自分たちが、なぜこんな高額の保険料を毎月支払わなくてはならないのか?」という疑問もわいてくる。しかし、社会保障を削減し、医療を自己責任にするという選択をした結果、人と人とが分断化され、社会から連帯意識が消失し、恵まれた少数の人々と恵まれない多くの人々との間に著しい格差が生まれる。そのような未来を、われわれ日本人は望んで選択するだろうか。

弱者や恵まれない人々が悲惨な目に遭わないような社会をつくろうとしてきたのが、戦後の日本社会であった。そのことを、若い世代の人たちにも理解し継承してもらうことが、今後の医療や社会保障の持続のために必須の条件であろう。

おわりに

社会保障制度改革推進法が二〇一二年に成立し、その法律に基づいて社会保障制度改革について審議する社会保障制度改革国民会議が内閣府に設置された。会議は二〇一二年一一月から翌年八月にかけて二〇回にわたる審議を重ねた後、二〇一三年八月に「社会保障制度改革国民会議報告書～確かな社会保障を将来世代に伝えるための道筋～」を公表した。この報告書は、少子化対策、医療、介護、年金の社会保障四分野で、国が採用するべき政策の方向性を示したものとして、非常に重要な文書だ。

今回の社会保障制度国民会議の報告書では、すでに具体的に決まっている消費税の税率引き上げを財政的な基盤として、改革を進めることを提言している。このことから、その提案が実行に移される見込みがこれまでよりはずっと高いという意味でも、この文書は重要である。

改革を進めるためには、推進力というものが必要だ。推進の最も重要な力はやはり財政的な裏付けだが、それだけでは進まない。日本では医療機関の多くが私的な設置形態のものであり、政府の決定によっても、速やかには事が動かないのは本文で述べたとおりである。また米国の医療制度のように、はげしい市場的な競争によって、医療機関の参入や退出を促進し、改革を進めることは、非常に副作用が大きい。したがって、このような政府の力や経済の力だけでは、制度改革を推進する力に欠ける。この点を補うために、社会保障制度改革国民会議の報告書では、医療に関しては、医療提供の実態を示す「情報」の影響力に着目し、次のように述べている。

「医療消費の格差を招来する市場の力でもなく、提供体制側の創意工夫を阻害するおそれがある政府の力でもないものとして、データによる制御機能をもって医療ニーズと提供体制のマッチングを図るシステムの確立を要請する声があがっている」

医療における情報の重要性は、医療経済学者や医療制度の研究者がこれまでも繰り返し強調しているところだ。米国において公的セクターの医療が有力私立病院と伍して高い評価を受けた例として、米国退役軍人病院(VA Hospitals)の例が知られている。ここでは全国の病院で共通の電子カルテシステムが大いに力を発揮したとされている。また、少ない総医療費で国民の健康の増進に成功しているキューバにおいても、医療における情報の重要性、その情報を国民の健康の改善に利用することの重要性が強く認識されている。

これまで、医療の選択とその前提となるさまざまな条件を検討してきた。残念ながら、日本では良い医療を持続させるだけの条件が失われつつある。将来の医療の改革とその持続はひと筋縄ではいかない難物だ。しかし、二〇一一年三月一一日の東日本大震災でよくわかったことがある。困難に敢然として立ち向かう人たちが、日本には大勢いることだ。将来には暗雲も立ち込めている。しかし、われわれには悲観を上回る希望がある。

本がいよいよ出版される段階になって振り返って思うと、数年前には、このような本を書くことになるとは思いもしなかった。きっかけは、二〇一一年四月に開催予定であった第二八回日本医学会総会(矢﨑義雄会頭)に際して、岩波新書から『医の未来』と題する本を出版することになり、その第一章の執筆担当を任されたことではないかと思う。医学会総会自体は残念ながら三月一一日の東日本大震災のために中止となったが、本は出版された。その後、岩波書店編集部の永沼浩一さんから、『医の未来』の第一章「医療を守る」の内容を敷衍して、別の本を書いてみてはどうか、というお勧めをいただいた。実際のところ、『医の未来』の第一章は全体で二〇ページほどにしか過ぎず、言い足りないと思うことがいくつもいくつもあった。書いてみると、分量としては一冊の新書とするだけのものにはなった。今の日本の医療には、ここに述べたような問題意識をもって、将来のことを考えることがぜひ必要だと考えている。医療のことを考える上で、少しでも読者のみなさんの参考になれば幸いである。

最後に本書の執筆にあたり、読みやすい本とするために、医療の外からさまざまな率直なアドバイスをくれた家族には心より感謝したい。

二〇一四年七月

桐野高明

引用・参考文献

笠原英彦『日本の医療行政』慶應義塾大学出版会，1999
広井良典『日本の社会保障』岩波新書，1999
E・フリードソン(進藤雄三，宝月誠訳)『医療と専門家支配』恒星社厚生閣，1970
I・イリッチ(金子嗣郎訳)『脱病院化社会』晶文社，1976
広井良典『医療の経済学』日本経済新聞社，1994
葛西龍樹『医療大転換』ちくま新書，2013
佐藤幹夫『ルポ 高齢者医療』岩波新書，2009
岡本祐三『高齢者医療と福祉』岩波新書，1996
宮島俊彦『地域包括ケアの展望』社会保険研究所，2013

第4章
佐藤健太郎『医薬品クライシス』新潮新書，2010
長澤優「医薬品の輸入超過の実態」JPMA News Letter，154：6-9，2013
高島登志郎「わが国における臨床医学研究の現状と国際比較」政策研ニュース，No. 25，2008
福井次矢「わが国の臨床研究の現状と課題」学術の動向，2006年8月号
二木立「韓国の医療産業化政策をめぐる論争を読む」日本医事新報，2014年1月11日号

終 章
二木立『医療改革』勁草書房，2007
D・H・メドウズほか(枝廣淳子訳)『成長の限界』ダイヤモンド社，2005
神野直彦，権丈善一，出口治明「持続可能な社会保障をどうつくるか(対談)」浜銀総合研究所，ベストパートナー，2014年1月号

おわりに
松田晋哉『医療のなにが問題なのか』勁草書房，2013

引用・参考文献(＊参考順)

第1章

李啓充，週刊医学界新聞第3019号，2013
近藤克則『「医療費抑制の時代」を超えて』医学書院，2004
堤未果『ルポ 貧困大国アメリカ』岩波新書，2008
武内和久，竹之下泰志『公平・無料・国営を貫く英国の医療改革』集英社新書，2009
二木立『医療改革』勁草書房，2007
M・サンデル(鬼澤忍訳)『これからの「正義」の話をしよう』早川書房，2010
R・E・ヘルツリンガー『米国医療崩壊の構図』一灯舎，2009
京極高宣編著『社会保障は日本経済の足を引っ張っているか』時事通信出版局，2006
堤未果『(株)貧困大国アメリカ』岩波新書，2013
J・E・スティグリッツ(楡井浩一，峯村利哉訳)『世界の99%を貧困にする経済』徳間書店，2012

第2章

菊池武雄『自分たちで生命を守った村』岩波新書，1968
朝日新聞社編『どう医療をよくするか』朝日新聞社，1973
岡本祐三『高齢者医療と福祉』岩波新書，1996
兪炳匡『「改革」のための医療経済学』メディカ出版，2006
池上直己『ベーシック 医療問題　第4版』日経文庫，2010
結城康博『医療の値段』岩波新書，2006
三浦有史，環太平洋ビジネス情報RIM 2009，Vol. 9，No. 33
吉田太郎『世界がキューバ医療を手本にするわけ』築地書館，2007
島崎謙治『日本の医療』東京大学出版会，2011
B・パリエ(近藤純五郎監修，林昌宏訳)『医療制度改革』白水社文庫クセジュ，2010
出河雅彦『混合診療』医薬経済社，2013
権丈善一『社会保障の政策転換』慶應義塾大学出版会，2009

第3章

河野稠果『人口学への招待』中公新書，2007
長谷川櫂『「奥の細道」をよむ』ちくま新書，2007
今堀和友『老化とは何か』岩波新書，1993
猪飼周平『病院の世紀の理論』有斐閣，2010

桐野高明

1946年佐賀県生まれ
1972年東京大学医学部卒業．東京大学大学院医学系研究科脳神経外科学教授，同研究科長・医学部長，東京大学副学長，独立行政法人国立国際医療研究センター総長などをへて，
現在―独立行政法人国立病院機構理事長
著書―『医の未来』(矢崎義雄編，岩波新書，分担執筆，2011)，『脳虚血とニューロンの死』(中外医学社，1996)，『脳虚血の分子医学――基礎から臨床への up-to-date な分子医学』(編集，羊土社，1994)

医療の選択　　岩波新書(新赤版)1492

2014年7月18日　第1刷発行
2019年9月5日　第3刷発行

著　者　桐野高明《きりのたかあき》

発行者　岡本　厚

発行所　株式会社 岩波書店
〒101-8002 東京都千代田区一ツ橋2-5-5
案内 03-5210-4000　営業部 03-5210-4111
https://www.iwanami.co.jp/

新書編集部 03-5210-4054
http://www.iwanamishinsho.com/

印刷・精興社　カバー・半七印刷　製本・中永製本

ISBN 978-4-00-431492-9　　Printed in Japan

岩波新書新赤版一〇〇〇点に際して

ひとつの時代が終わったと言われて久しい。だが、その先にいかなる時代を展望するのか、私たちはその輪郭すら描きえていない。二〇世紀から持ち越した課題の多くは、未だ解決の緒を見つけることのできないままであり、二一世紀が新たに招きよせた問題も少なくない。グローバル資本主義の浸透、憎悪の連鎖、暴力の応酬――世界は混沌として深い不安の只中にある。

現代社会においては変化が常態となり、速さと新しさに絶対的な価値が与えられた。消費社会の深化と情報技術の革命は、種々の境界を無くし、人々の生活やコミュニケーションの様式を根底から変容させてきた。ライフスタイルは多様化し、一面では個人の生き方をそれぞれが選びとる時代が始まっている。同時に、新たな格差が生まれ、様々な次元での亀裂や分断が深まっている。社会や歴史に対する意識が揺らぎ、普遍的な理念に対する根本的な懐疑や、現実を変えることへの無力感がひそかに根を張りつつある。そして生きることに誰もが困難を覚える時代が到来している。

しかし、日常生活のそれぞれの場で、自由と民主主義を獲得し実践することを通じて、私たち自身がそうした閉塞を乗り超え、希望の時代の幕開けを告げてゆくことは不可能ではあるまい。そのために、いま求められていること――それは、個と個の間で開かれた対話を積み重ねながら、人間らしく生きることの条件について一人ひとりが粘り強く思考することではないか。その営みの糧となるものが、教養に外ならないと私たちは考える。歴史とは何か、よく生きるとはいかなることか、世界そして人間はどこへ向かうべきなのか――こうした根源的な問いとの格闘が、文化と知の厚みを作り出し、個人と社会を支える基盤としての教養となった。まさにそのような教養への道案内こそ、岩波新書が創刊以来、追求してきたことである。

岩波新書は、日中戦争下の一九三八年一一月に赤版として創刊された。創刊の辞は、道義の精神に則らない日本の行動を憂慮し、批判的精神と良心的行動の欠如を戒めつつ、現代人の現代的教養を刊行の目的とする、と謳っている。以後、青版、黄版、新赤版と装いを改めながら、合計二五〇〇点余りを世に問うてきた。そして、いままた新赤版が一〇〇〇点を迎えたのを機に、人間の理性と良心への信頼を再確認し、それに裏打ちされた文化を培っていく決意を込めて、新しい装丁のもとに再出発したいと思う。一冊一冊から吹き出す新風が一人でも多くの読者の許に届くこと、そして希望ある時代への想像力を豊かにかき立てることを切に願う。

（二〇〇六年四月）

岩波新書より

福祉・医療

賢い患者	山口育子
ルポ 看護の質	小林美希
健康長寿のための医学	井村裕夫
不眠とうつ病	清水徹男
在宅介護	結城康博
和漢診療学 あたらしい漢方	寺澤捷年
不可能を可能に 点字の世界を駆けぬける	田中徹二
医と人間	井村裕夫編
医療の選択	桐野高明
納得の老後 日欧在宅ケア探訪	村上紀美子
移植医療	橳島次郎 出河雅彦
医学的根拠とは何か	津田敏秀
転倒予防	武藤芳照
看護の力	川嶋みどり
心の病 回復への道	野中猛
重い障害を生きるということ	高谷清
肝臓病	渡辺純夫
感染症と文明	山本太郎
ルポ 認知症ケア最前線	佐藤幹夫
医の未来	矢﨑義雄編
パンデミックとたたかう	押谷仁 瀬名秀明
健康不安社会を生きる	飯島裕一編著
介護 現場からの検証	結城康博
腎臓病の話	椎貝達夫
がんとどう向き合うか	額田勲
がん緩和ケア最前線	坂井かをり
人はなぜ太るのか	岡田正彦
児童虐待	川﨑二三彦
生老病死を支える	方波見康雄
医療の値段	結城康博
認知症とは何か	小澤勲
障害者とスポーツ	高橋明
生体肝移植	後藤正治
放射線と健康	舘野之男
定常型社会 新しい「豊かさ」の構想	広井良典
健康ブームを問う	飯島裕一編著
血管の病気	田辺達三
医の現在	高久史麿編
日本の社会保障	広井良典
居住福祉	早川和男
高齢者医療と福祉	岡本祐三
看護 ベッドサイドの光景	増田れい子
医療の倫理	星野一正
体験ルポ 世界の高齢者福祉	山井和則
リハビリテーション	砂原茂一
指と耳で読む	本間一夫
自分たちで生命を守った村	菊地武雄

岩波新書／最新刊から

1781 労働法入門 新版　水町勇一郎 著

働き方改革関連法の施行開始を受け、初版を改訂。「働き方改革」のポイントはもちろん、発展を続ける労働法の全体像がよくわかる。

1782 フォト・ドキュメンタリー 朝鮮に渡った「日本人妻」 ―60年の記憶―　林 典子 著

一九五九年から行われた在日朝鮮人らの「帰国事業」。夫に同行し今も北朝鮮に暮らす「日本人妻」たちは、何を考えているのか。

1783 生きるための図書館 ―一人ひとりのために―　竹内 悊 著

地域で、学校で、今こそ必要とされる図書館。六〇年以上携わり、九〇歳を超えても発言を続ける著者が、希望に満ちた可能性を語る。

1771 シリーズ アメリカ合衆国史② 南北戦争の時代 19世紀　貴堂嘉之 著

未曾有の内戦が、この国を奴隷国家から移民国家に変貌させた。連邦を引き裂いた戦争の実態と国民の創造を軸に、一九世紀を描く。

1784 虐待死 なぜ起きるのか、どう防ぐか　川崎二三彦 著

長年、児童相談所で虐待問題に取り組んできた著者が、多くの実例をもとに、様々な態様、発生要因を検証し、克服へ向け具体的に提言。

1785 独ソ戦 絶滅戦争の惨禍　大木 毅 著

「これは絶滅戦争なのだ」。ヒトラーがそう断言したとき、ドイツとソ連の血で血を洗う皆殺しの闘争が始まった。想像を絶する戦い。

1786 モンテーニュ 人生を旅するための7章　宮下志朗 著

狂気の時代をしなやかに生きたモンテーニュのことばは、私たちの心深くに沁み入ってくる。「エッセイ」の生みの親の人生哲学。

1787 リハビリ 生きる力を引き出す　長谷川 幹 著

自分の秘められた力を自らが引き出し、歩く、話す、働くことが再びできるように……。四〇年間の地域での実践を、事例とともに綴る。

(2019. 8)